心を鍛える最強のツール

黙想のすすめ

加藤史子

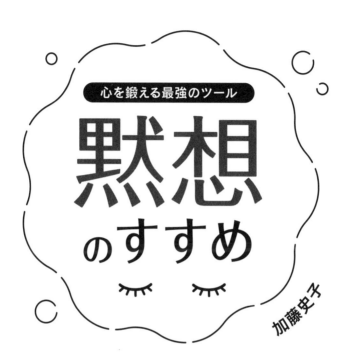

はじめに

黙想をはじめる前と後

わたしは20代のころ、心身の不調に悩んでいました。バセドウ病や十二指腸潰瘍と繰り返す蕁麻疹で病院通いを10年続けていましたが、一向に良くなる気配はありませんでした。心も苦しいと感じていました。病気からくる不安や絶望感を感じている時間と落ち込んでいる時間がとても長かったのです。

性格もまじめで完璧主義だったため、自分の思うような結果が出ないときには、「どうしてもっと努力しなかったのか」「どうしてもっと完璧にできなかったのか」と自分や、ときには周りの人を責めては苦しくなるという心のパターンを持っていました。

未来に対しても、このままでは良からぬ方向へと進んでいってしまうのではないかという不安が頭の中を占領していました。どうすればそんな苦しい心を切り替えてハッピーな気分になることができるのかをまったく知りませんでしたので、心の苦しさを何とかしたくて世界中の心理学のメソッドを試してきました。その中で、もっとも効果的だったのが黙想なのです。

黙想とは、ある特定のテーマについてイメージすることなのですが、実践してみると心の状態が劇的に変化することがわかりました。頭の中でイメージしていることが自分の気分や感情をつくっているのですから、頭の中のイメージを切り替えることができれば自分の気分も変えることができます。

はじめのうちは知っている黙想の種類が少なかったのですが、世界中の黙想を探求してみると、特定のテーマでイメージしているだけなのに感動するような体験ができる黙想も数多くありました。素晴らしい黙想に出逢うたびに、わたしの心の苦しみは消えていきました。黙想を習慣にしているおかげで、今ではどんなことがあっても素早く心を切り替えて、穏やかな毎日を過ごすことができるようになりました。喜びを感じる時間も格段と長くなりました。

すべては「認識」が決めているのです。認識が変われば、気持ちも現実も大きく変わり始めます。にもかかわらず、わたしたちは自分の「認識」に気付いていません。自分の認識こそが真実だと思い込んでいます。それが自分にとってどういうことなのかという「認識」が変わると、ピンチだと思っていたことさえチャンスにしていくことができます。

どうすれば幸せを感じるような認識ができるのか。どうすれば幸せな未来につながる認識ができるのか。その鍵こそ、本書で紹介する「黙想」の中にあります。

この本では誰もがすぐにできる黙想の実践を紹介しています。ぜひ読みながら、一つずつの黙想をその場で試してみてください。そうすれば、黙想の素晴らしさがその場で体験できることでしょう。

黙想は心を整える最高のツールです。黙想することによって、あなたの日常生活の中に心穏やかな時間が増えていくでしょう。

黙想は気持ちを切り替えるのにも役立ちます。何かハプニングが起きたときにも、最善の策で対処できる智慧と心の態度を黙想はもたらしてくれるのです。

黙想は自分が本当に求めている生き方を思い出させてくれます。ブレそうなときも、迷いを払しょくし、あなたが求めている確固たる在り方を思い出すことができるようになります。

黙想は人間関係を最高のものにするツールです。人間関係で悩んだときも、最善の解決策をあなたの中に思い出させてくれるでしょう。

黙想は最高の未来へ導いてくれるナビゲーターでもあります。この先どんなことが起きようと、あなたは黙想によって素晴らしいビジョンを描き、自分と周りの人々を幸せな方向に導きながら最高の未来をつくりあげていくことができます。

幸せな未来へと舵を切る心の準備はできましたか。

このページの向こうに、黙想によって始まる新しいライフステージが待っています。

目次

2章

3章

4章

現実を超高速で好転させる黙想の習慣……147

1章

黙想は心を鍛える最強のツールだった

なぜ黙想が人生を好転させるのか？

「この商品は売れそうだ！」

「なんとなくうまくいきそう」

「今日はいいことありそう」

このように考えているとき、頭の中には言葉と共になんらかの良いイメージが浮かんでいます。頭の中のイメージはあまりにも自然に浮かんでいるため、自覚していないことがほとんどです。


心配しているときもイメージが浮かんでいます。

「試合に負けそう」

「このままいくと経済的に先行きが心配」

「好きな人にふられてしまいそう」

うまくいかなそうなイメージが浮かんでいると、人は不安になるのです。

自覚できているかどうかにかかわらず、私たちは常に何らかのイメージを抱いています。そして、そのイメージがどのようなものであるのかに反応して、そのときどきの感情が決まっているのです。**良いイメージを持つと気分がいい**のです。気分がいいと人生は好転していきます。

ソフトバンク創業者の孫正義氏、グーグルの創業者ラリー・ペイジ氏、マイクロソフト創業者のビル・ゲイツ氏は世界的にも有名な経営者ですが、この3人の共通点をご存じでしょうか？

この3人の共通点は、周りの人たちがあきれるほどの妄想家だということです。

ラリー・ペイジ氏は、「ものすごく大きい、バカみたいな夢を見ることは成功するためのキーだ」と言いました。孫正義氏は、「妄想も実現すればビジョンと呼ばれる」と言いました。ビル・ゲイツ氏は「いつの日かテレビと同様にコンピューターが当たり前のように家庭にある時代が来ること」を信じていました。

何を妄想し、何を信じるのかによって気分が良くなり、夢も叶う確率が高まります。

私の知っている出版社では、全社員で「大ほらふき大会」を年に2回開催しているそうです。社員全員が一人ずつ自分のビジョンを「大きなほら」として全員の前で語り、それを聞いた他の社員はそのビジョンが叶うと信じて祝福の拍手をすると、本当にそのビジョンが実現する確率が格段と高まるのだそうです。これをすることによって、小さな出版社であるにもかかわらず、大きな出版社と変わらないほどの売り上げがあるのだそうです。

良いイメージを持つことは、気分を良くするだけでなく、夢をも実現する力があるのです。

良いイメージを持つために、黙想を活用することができます。

世界がどう見えるのかを決めているもの

「出来事の何に注目するか」という心のクセ（＝心理バイアス）を誰もが持っているため、人それぞれ同じ現実でも見え方が違っています。あなたの隣で同じ体験をしている人でも、受け取り方や感じ方は違っているのです。

新百合ヶ丘総合病院精神科部長の戸部有希子先生は、日本催眠学会学術大会の発表の中で、

「健康的な精神は必ずしも現実をありのままの現実としてとらえてない。ポジティブな心理バイアスを持っている人は、ネガティブなことはスルーして自分に都合がいいことだけ聞き入れる傾向がある。ポジティブな幻想が現実を支えている。幻想という処方があってもいい」と発言されています。（参考文献　日本催眠学会学会誌『催眠と科学』）

脳には、あるものごとに意識を集中し、特定の事実や経験だけを選び取って記憶する能力があります。脳は身の回りで起こるものごとを、レーダーのように絶えず検知しているのです。しかも自分の関心のあることを決して見逃さないようにしているのです。

人それぞれポジティブなことばかりを認識する傾向のある人と、ネガティブなことばかりを認識する傾向のある人がいて、自分自身の心のクセが、世界がどのように見えるのかを決めています。ネガティブな認識の傾向のある人には、世界は苦しいものに見えるのです。ポジティブな認識の傾向にある人は、何が起きようとも希望が見えています。

悲観主義者はすべての好機の中に困難を見つけるが、
楽観主義者はすべての困難の中に好機を見つける。

ウィンストン・チャーチル

「**良いイメージを持つことは、心の健康における重要な要素の一つであるという事実を踏まえると、幻想を単なる『気休め』や『ごまかし』と切り捨てず、心の健康のために良**

いイメージを持つ練習をしていくことを、積極的に取り入れてもいいのではないか」と戸部先生は言います。

現実ではなかったとしても良いイメージを持つことは、心の健康に効果があるからです。

オックスフォード大学感情精神科学センター教授のエレーヌ・フォックス氏は、著書『脳科学は人格を変えられるか？』（文春文庫）の中で、

「脳では、ネガティブな心の動きとポジティブな心の動きはそれぞれ別の回路が担当していて、ネガティブなものに注意を向ける脳の回路をレイニーブレイン（悲観脳）と呼び、**ポジティブなものに注意を向ける脳の回路をサニーブレイン（楽観脳）と呼ぶ。**脳は可塑性があるので、練習によって脳の構造は変化し、楽観脳を鍛えることができる」ことを記しています。

ものごとをどう解釈するのかをアクティブ・マインドセットと呼びますが、未来に希望を抱くためには、ポジティブな解釈をする楽観脳を鍛えることが重要なのです。

黙想は、ポジティブなイメージを抱く練習としても活用できます。黙想を日々の習慣に取り入れることは、あなたの見えている世界を変化させ、現実をも変化させていくことでしょう。

黙想とは

「黙想」とは、静かに目を閉じてリラックスしながら、特定のテーマに意識を集中することです。特定のテーマでイメージを広げていくことが「黙想」です。たとえば「自然」や「感謝」などをテーマにしてイメージしていきます。

「黙想」と「瞑想」の違いは、瞑想は、心を完全に空にして、意識を広げた状態にすることです。やってみるとわかるのですが、最初は心を空にすることはとても難しいことです。空にしようとしても雑念が次から次へと頭の中に浮かんできてしまうからです。

「マインドフルネス」は、「目の前のことに意識を集中する状態」を目指します。こちらも、目の前のことに集中しようとしても、頭の中であれやこれやと考えてしまうので、多くの人にとって最初は難しく感じられるでしょう。

それに対し、「黙想」はある特定のテーマをイメージして、そのイメージから広がってゆく展開を観察していきます。するとそのイメージから、深いことに気づかされたり、気分の変化を実感したりするため、初心者でも簡単に取り組めます。瞑想の前段階としても、頭の中に浮かんでくることを意識的に切り替える黙想が役に立ちます。

黙想はキリスト教や剣道などで使われていますが、本書でお伝えする黙想は、それらとどこが同じで、どこが違うのか説明しておきましょう。

キリスト教の黙想は、目を閉じて静かに自らの内面に深く沈思し、神や自分の信じる信仰における絶対的な存在と触れ合い、故人への思いや人生、生きることの意味について思いをめぐらす行為、または高位の者が退官する際など、その式典などにおいて去りゆく者を黙ってじっと見つめて送り出す行為（去り際の背を見つめるなど）をいいます。

日常の生活環境や仕事から一定の期間離れて、自分の霊的生活に必要な決心をするために、孤独な場所に引きこもり、黙想、反省、祈りの時を過ごすこともあります。

本書の黙想は、宗教色はいっさいありません。

柔道や剣道の黙想は、精神統一の観念から練習や試合の前に自分の心の静けさを取り戻すために行われています。

心の静けさを取り戻すというところでは通じるところはあります。

「黙とう」や「座禅」とどのように違うのかといいますと、「黙とう」は、無言で祈りを捧げることで、特に、死者に対し弔いの意をこめて祈りを捧げることを意味します。黙想は、死者に対して祈りを捧げるものではないので、これとは違います。

「座禅」は、仏教の修行法の一つで主として禅宗で行うものです。古代インドの修行形式を取り入れたもので、修行者は禅堂で結跏趺坐《けっかふざ》あるいは半跏趺坐し、半眼の姿勢をとります。精神を統一し、無念無想の境地に入って悟りを求めます。どちらかというとこれは瞑想に近いものです。

自分にとって都合の良いことをイメージすることを妄想と呼んでいます。「妄想」は、黙想の中の一部分です。これはポジティブなイメージをするという意味でものすごく重要なスキルです。

「イメージトレーニング」との違いは、一般的なイメージトレーニングは良いパフォーマンスができるようにうまくいっているところをイメージするものです。たとえば、スポーツでのイメージトレーニングは、フィギュアスケートや体操競技などでよく活用されていますが、技ができている自分の姿を何度もイメージすることでその技ができるようになって上達します。球技などでは、試合で良いパフォーマンスで活躍している自分の姿を何度もイメージすることで、本番に慣れ、試合本番でも良いプレーができるようになります。
それに対して黙想は、自分の夢が実現しているところをイメージすることも含めた上で、もっと広い意味で、さまざまなイメージを使った心のセルフケアという位置づけです。

「ポジティブイリュージョン（肯定的なイメージ）」と「ネガティブイリュージョン（否定的なイメージ）」というものがあります。肯定的なイメージを持てているときは、人の心は病みません。否定的なイメージしか持てなくなったとき、人の心は病んでしまうのです。肯定的なイメージを持てるように練習するのが今回目指す「黙想」です。黙想することによって、自分の内面を整えていくことができます。何が起きようとも希望を忘れずにいることができるようになります。

本書で紹介する黙想の方法は、静かに目を閉じて特定のイメージをすることで、自分自身の内面を整え、自分自身の深い気づきへといざなうことが目的となります。

黙想をするとますます健康になる

ウィスコンシン医科大学名誉教授の高橋徳先生は、著書『人のために祈ると超健康になる！』（マキノ出版）の中で、人を思いやる優しい気持ちを抱くとき私たちの身体の中にオキシトシンが分泌され、オキシトシンはストレスを抑える作用があることを記していま す。それだけでなくストレスが原因といわれる多くの症状や疾患さえも改善するといいます。過敏性大腸炎やストレスからくる胃腸障害、腰痛、ひざ痛、頭痛、五十肩などの身体の痛みも和らげてくれるそうです。

また、オキシトシンには副交感神経のバランスを回復する働きがあるため、自律神経の乱れによって生じていた不定愁訴などの改善効果も期待できます。

黙想しながら、頭の中に「愛」「思いやり」「優しさ」をイメージすると、オキシトシンというホルモンが分泌されることがわかっています。オキシトシンが分泌されると健康が増進するのですから、「愛」「思いやり」「優しさ」というテーマで黙想をすると健康も増進することになります。

私自身も長年不眠症に苦しめられてきましたが、眠るときに黙想していると気持ちよく入眠しているので、不眠症が改善していました。神経の疲労感も黙想によって楽になることを実感していますので、疲れを感じたときや眠れないときは黙想することにしています。眠る前のナイトルーティンに黙想の習慣を取り入れることで、安心して眠ることができますので睡眠の質が改善する人も多いでしょう。

黙想を今すぐはじめるべき8つの理由

私自身が「黙想」の実践者であり、指導者でもありますが、黙想を今すぐはじめるべき理由は8つあります。

1. 気分が良くなる、幸福感がアップする

黙想することによって、良いイメージをすることになるので、それに伴い気分が良くなります。瞬時に気持ちを切り替えることができるようになります。個々の黙想のテーマによっては、黙想するだけで最高に幸せな状態に誘われますので、いつでも幸福感を感じられることが実感できるでしょう。

2. 何が起きても肯定的に受け止めることができる

黙想をすることによって、出来事の見え方が変わってきます。良くも悪くも自分自身のとらえ方次第だと気づくのです。この学びによって、たとえ何かが起きたとしても、「何か意味があるに違いない」という境地になり、自分にとっての意味を見つけ、出来事から学び、成長の糧にすることができるようになります。穏やかに肯定的に受け止めることができます。

3. ありのままの自分を受け入れられる

「こうでなくてはいけない」「こういう自分であらねばいけない」という自分の囚われている考えから解放され、自由な思考ができるようになります。それと同時に、ありのままの自分を受け入れることができるようになり、心が楽になります。

4. 人生の質を高めることができる

黙想することによって、思考の質が高まり、思考の質が高まることによって言葉の質と行動の質が高まり、習慣の質が高まり、人生の質が高まります。人生の質が高まれば運命さえも変えていくことができます。

5. 人間関係が良くなる

黙想によって、出来事やありのままの自分を受け入れることができるようになると、人のせいにする必要がなくなります。自分を責める必要もなくなります。すると人間関係のトラブルに発展することが減ります。誰かがどのような感情を抱いていたとしても誰のせいでもないということに気がつくからです。

6. 応援してくれる人が増えて、チャンスがめぐってくる

黙想によって自分の波動が整うと、引き寄せる人間関係も変化することに気づき始めるでしょう。悪意のある人や文句を言う人とは疎遠になり、その代わりに一緒にいて楽しい人や夢を応援してくれる人と仕事するご縁に恵まれていきます。米国で精神科医をしているデヴィッド・R・ホーキンズ博士は、意識の周波数を数値化する研究をしました。私たちには誰でも意識の周波数があります。周波数の違いによって、周りの見え方や感じ方が変わります。それだけでなく、出会う人や出来事も変わるのだと言います。黙想によって意識の周波数が上がると出会う人が変わり、ライフステージが上がりチャンスも増えるのです。

7. 未来に対して希望が持てるようになる

黙想によって楽観脳が鍛えられると、心理的バイアスが肯定的なものを認識しはじ

めます。すると、ものごとに対して肯定的に受け止めることができるようになり、未来に対しても希望を感じることができるようになります。

8. 健康増進する

気分が良くなることは、身体にも良い反応を引き起こします。オキシトシンだけでなく、セロトニンやドーパミンなど幸せを感じるホルモンが分泌され、痛みも軽減します。黙想で不安が解消することは、免疫力を高め健康を増進させることにもつながります。

このほかにもさまざまな恩恵が得られると思いますので、ぜひ実践してどのような変化や恩恵があるのかは、ご自身でお確かめください。

具体的にどのようなテーマに取り組むのかは、3章からお伝えしていきますが、取り組むテーマの内容によって、ときには癒しをもたらし、ときにはときめきや喜びをもたらしてくれるでしょう。

講座やワークショップの中で黙想の誘導をすると、参加者の顔が幸せに包まれていきます。誘導を終えて感想を聞くと、「もっとイメージの世界を味わっていたかった」「現実に戻ってきたくなかった」という人が続出します。わたし自身も黙想を実践するだけで深い幸福感を味わうことができるので、時間を見つけては毎日黙想に取り組んでいます。

つまり黙想とは、あなたをこの瞬間に幸せな感覚に導きつつ、さらに幸せな未来へと導いてくれる方法でもあるのです。

2章

黙想の結果を出すために重要なこと

うまくいったかどうかを手放すほどうまくいく

ここからは、黙想を実践するにあたって、どのようなこころがまえで黙想を行うと、さらにうまくいくのかというコツをお伝えしましょう。

黙想に限らず、自分のパフォーマンスがうまくいっているかどうかが気になるときがありますが、黙想をするときにはうまくいくかどうかを気にしない方が、結果的にうまくいくというのが私の実感です。黙想を実践してみたら**何が起きるのかと興味を持って楽しんでみようという気持ちが大切です。**

途中で集中が途切れて他のことを考えてしまったとしても、自分を責める必要はまったくありません。いつでも自分の思うままに、意識が移ろっても大丈夫なのだと自分自身に許可を与えましょう。集中できないときにはできない理由があるので、そんなときには今は集中できない状態にあるのだと気づけばいいだけのことなのです。肩の力を抜いて気楽に取り組んでみましょう。黙想しながら眠ってしまったとしても大丈夫なのだと思えば気楽に取り組むことができます。

何分間やらなくてはいけないという縛りもありません。途中から違うことを考えてしまっていたとしても大丈夫です。違うことを考えている自分に気が付いたら、黙想のテーマに戻ればいいですし、そのまま他のことに考えが移ったのなら、そのまま他のことを考えてもそれはそれでいいのです。

「こうでなくてはいけない」という自分をしばりつける考えから自由になって、臨機応変に自分のペースで黙想をスタートしてみてください。

この本には、私のお気に入りの45個の黙想を紹介しています。人それぞれ気に入る黙想は違うものなので、まずは読みながら体験していただき、そのあとは気に入ったものの中からいくつか繰り返し実践してみてください。同じ黙想を実践しても、繰り返すたびに違う体験ができるのが黙想の面白いところです。

「すべては順調」と思ってリラックスする

うまくいっているかどうかこだわらないことが大切であるとお伝えしましたが、もう一つの方法は、たとえうまくいっていないように思えたとしてもトラブルやハプニングも含めてあえて「すべては順調なのだ」と思うことです。

「すべては順調に進んでいる」と思える感覚は、人生全般において大切な感覚です。

人生では度々計画通りにいかないことが起こります。どんなに優秀な人であってもすべてが計画通りにいくことはないでしょう。そのときに心が折れてしまうのか、それとも「うまくいかないことも含めてすべては順調なのだ」と思えるかどうかが、その後の人生を決める重要なカギとなります。

「あのことがあったおかげで今がある」という経験はありませんか。

人生という長いスパンで見たとき、ハプニングやトラブルは一時的に見れば困難なことですが、それをきっかけに成長することができたり、人生が方向転換したりすることもあるものです。後になってから振り返ったとき、そのハプニングは必要であったことに気が付くのです。

いつそのことがわかるのか、謎が解けるときを楽しみに、出来事に身を委ねることが大切です。

人生だけでなく黙想も同じことが言えます。

ときどき黙想してもうまく集中できないときもありますが、そんなときでさえも「すべては順調だ」と信じてもいいのです。

「うまくいかなかった。どうしよう」と思うと、焦りと不安で身体が緊張してしまいます。緊張すると身体が力んでしまいます。そんなときでも、「すべては順調」と思うことができれば、心に余裕が持てて安心して力まずにいることができます。身体に力が入っていると、人生という波にうまく乗れません。ときには意識して身体の力をゆるめる時間が必要です。

黙想は、目を閉じてリラックスするところから始めますから、黙想を習慣化することは、身体の力をゆるめてリラックスする習慣を持つことでもあります。「すべては順調」と心の中で唱えると、リラックスして順調に進み、結果的にうまくいきます。

楽しむ

人の幸せを追求したＮＬＰという心理学の米国ＮＬＰ協会の理事長を務めるクリスティーナ・ホール博士から学んでいたとき、実習の度に「楽しんで！」と言葉をかけられました。クリスティーナ博士は、特に日本人には「楽しんで！」と毎回声をかけているそうです。どうしてだと思いますか？

それは「日本人は楽しんでいるように見えないから」だと言います。「〇〇の実習をしてみましょう」と声をかけると、日本人は「うまくできるかどうか」を考えて、眉間にしわを寄せてシリアスな表情をしながら取り組んでいるので、毎回「楽しんで！」と声をかけたくなるのでしょう。

人生のあらゆることを「うまくできるかどうか」と心配するよりは、楽しんだ方がいいのかもしれません。黙想も然りです。

私の父は、何かをするときには「歯を食いしばって頑張れ」という人でした。最大限の努力をすることにこそ価値があると教えられてきましたので、私もそれを信じて何事も歯を食いしばって頑張ってきました。しかし心理学の勉強をする中で、歯を食いしばって頑張るよりも楽しんだ方が効果は上がることを学んだのです。

楽しんだ方がワクワクします。黙想もぜひ楽しくワクワクしながらしてみてください。

黙想は旅をするのに似ています。旅をするときは、「旅先でどんな素敵な体験ができるだろう？」とワクワクしながら出かけますが、黙想も「黙想したらどんな素敵な体験ができるのだろう？」という気持ちで楽しみながら行ってください。

黙想を実践してみたらわかりますが、実際の旅行に負けず劣らず、ときには旅行を上回るほどの素晴らしい体験ができます。この感動は黙想でしか味わうことができないものでもあるのですから。

直感を信じる

私たちは常に直感が働いています。直感はとてもかすかな感覚なので、受け取る力を磨かないとせっかくやってきた直感を受け取ることができません。黙想をはじめると、直感やひらめきやアイデアがどんどん湧いてきます。受け取り力を磨いていけば、黙想によって大切な答えやメッセージを受け取ることができるようになるだけでなく、いついかなるときも直感が素晴らしい未来へとあなたを導いてくれるようになります。

直感を受け取れなくしてしまっている理由は何だと思いますか？

2つありますが、一つは先入観です。「○○であるはず」「○○でなくてはいけない」という思い込みが、せっかくの直感をジャッジして受け取れないようにしています。このプロセスにほとんどの人は気が付いていません。自分がどのような先入観を持っているのかさえも気が付いていないのです。先入観はその人の価値観でもあるので、手放すのは難しいものですが、「○○でなくてはいけない」と思っていると、それ以外のものは見えなくなってしまうのです。

「○○でなくてはいけない」という考え方は、すべて後付けで信じ込まされてきたものです。すべての出来事はニュートラルであり、意味づけをしているのは自分自身なのだと気が付くことが大切です。


もう一つは、かすかな感覚なので気が付かない場合があります。

「なんとなく、そのような気がする」という感覚があるとき、直感であることが多いのですが、受け取る訓練をしていないと見過ごしてしまいます。自分の直感に従って行動する前段階として、「なんとなくそのような気がする」ことを書き留めておくと、後でそのことが正しかったかどうか答え合わせができます。

黙想は直感からくるインスピレーションを受け取る機会になりますので、黙想で気づいたことやひらめいたことはメモしておきましょう。行動に移すことができれば、あなたの運はさらに拓けていくでしょう。

習慣にする

どんなに良いことでも、実践し、それが習慣になってこそ意味があります。黙想も習慣にして繰り返せば繰り返すほど、体験が深まって素晴らしい気づきに到達していきます。さらに人生が確実に上向いていく感覚を感じることができるでしょう。

習慣にするためのコツは、どのタイミングで黙想を実践するのか決めておくことです。

私のおすすめするタイミングは5つあります。

1．朝、目覚めたとき

朝、目が覚めて起きる前のまどろみの中で、朝の黙想を数分間行うのがおすすめです。自分にとって大切なことを思い出し、自分軸が定まり、一日の意識の方向設定ができます。その日一日をいい日にするかどうかは、朝の黙想によって決まります。

2. 通勤通学の電車やバスの中で

通勤スタイルにもよりますが、電車やバスなどで通勤するときや送迎の車の中で移動時間を活用して黙想することができます。今日出逢う人や仕事の内容をイメージして「最高のゴールは何か？」と自分自身に問いかけながら黙想すると、最高のパフォーマンスをあげることができます。帰りは、自然の一部分になる黙想をすると、疲れを心地よく癒すことができます。

3. トイレやお風呂に入ったとき

トイレやお風呂に入っているときはリラックスしているので、黙想するとよいアイデアがひらめく絶好のチャンスです。問題解決のための黙想などをしてみてください。思ってもみないような解決法を思いつくでしょう。

4. 90分に一度のブレイクタイム

臨床心理学者でありテキサス州ベイラー大学・生物学助教授であるアーネスト・ロッ

シは、人間の生体にはウルトレイディアン・リズム（超日周期リズム）があり、90分集中して何かをした後は、身体から疲れたというサインがきて、そのタイミングで適切に休憩をとらないことを続けると、心身のバランスを崩すことを研究によって明らかにしました。90分に一度のペースで休憩をとり、休憩時間に黙想を実践してみましょう。

黙想することによって、効果的にリフレッシュできるからです。そのときどきで好きな黙想を試してみてください。ブレイクタイムに私がよく実践しているのは、好きな景色を思い描く黙想や最高の未来を想い描く黙想です。リフレッシュできるだけでなく、心のパワーチャージもできます。

5. 夜、眠りにつく前

夜、眠りにつく前のベッドや布団に入ったときも、黙想のタイミングとして活用できます。「今この瞬間に、あなたの周りに起きている素晴らしいことに意識を向ける黙想」や「安心することをイメージする黙想」などがおすすめです。眠る前の心の状態は、睡眠の質や朝の目覚めたときの状態にも影響しますので、眠りにつく前に黙想によって心を整えることは、健康促進のためにも役立ちます。

3章

黙想の実践

Part1　導入としてのイメージ練習

黙想を始めるにあたって、頭の中にイメージをする練習をしていきましょう。最初に自分が意図したものをイメージできることを体感しておくと、自信を持って黙想に取り組むことができるからです。特定のテーマをイメージしながら、自分の内面の状態の変化も感じてみてください。自分の内面を観察することで、内面の変化を感じ取るセンサーを磨いていきましょう。このセンサーを鋭敏にしていくと、自分の状態が不安定なときの対処能力を上げることができます。さらに自分にとって重要なメッセージを受け取る能力も高まっていきます。

好きな食べ物

はじめにあなたの好きな食べ物をイメージするところから始めてみましょう。
あなたが好きな食べ物は何でしょうか？

ラーメンでも、ハンバーグでも、寿司でも、スイーツでも、どんなメニューでもいいので、自分の目の前にその食べ物があることをイメージしてみましょう。

その食べ物の味やにおいまで感じている方もいらっしゃるかもしれませんね。

目の前に好きな食べ物があることをイメージすると、どんな感じがしていますか。

美味しそう、食べたい、うれしい、楽しい、気分がイイと感じるのではないでしょうか。

好きな食べ物をイメージしながら、嫌な気分になることは難しいものです。イメージするもので気分は変わるのです。

頭の中に描いているイメージの色はカラーでしょうか。ここで色の変化を体験してみましょう。白黒写真のように色を変化させてイメージすることはできますか。

色がなくなると美味しそうだと思う感覚や喜びが半減するかもしれませんね。もう一度色を元の色に戻してみましょう。美味しそうな感覚が戻ってきたのではないでしょうか。

イメージには色があります。うれしい記憶は色を鮮明にして体験すると、うれしい気持ちがさらに高まります。

楽しかった食事

次に、楽しかった食事を思い出してみましょう。

過去の経験の中から、または最近の食事の中から、楽しかった食事の場面を思い出してみましょう。

それはいつ頃の思い出ですか？
誰と一緒ですか？
どこでどんな食事をしているシーンでしょうか？
そのシーンを思い出すと、どんな気持ちですか？

一つの場面を思い出したら、他にも楽しかった食事のシーンを思い出してみましょう。

楽しい思い出に浸るとき、そのときの楽しさも蘇っていることに気づくでしょう。
私たちはいつでも、思い出すだけで幸せな気分に浸ることができるのです。

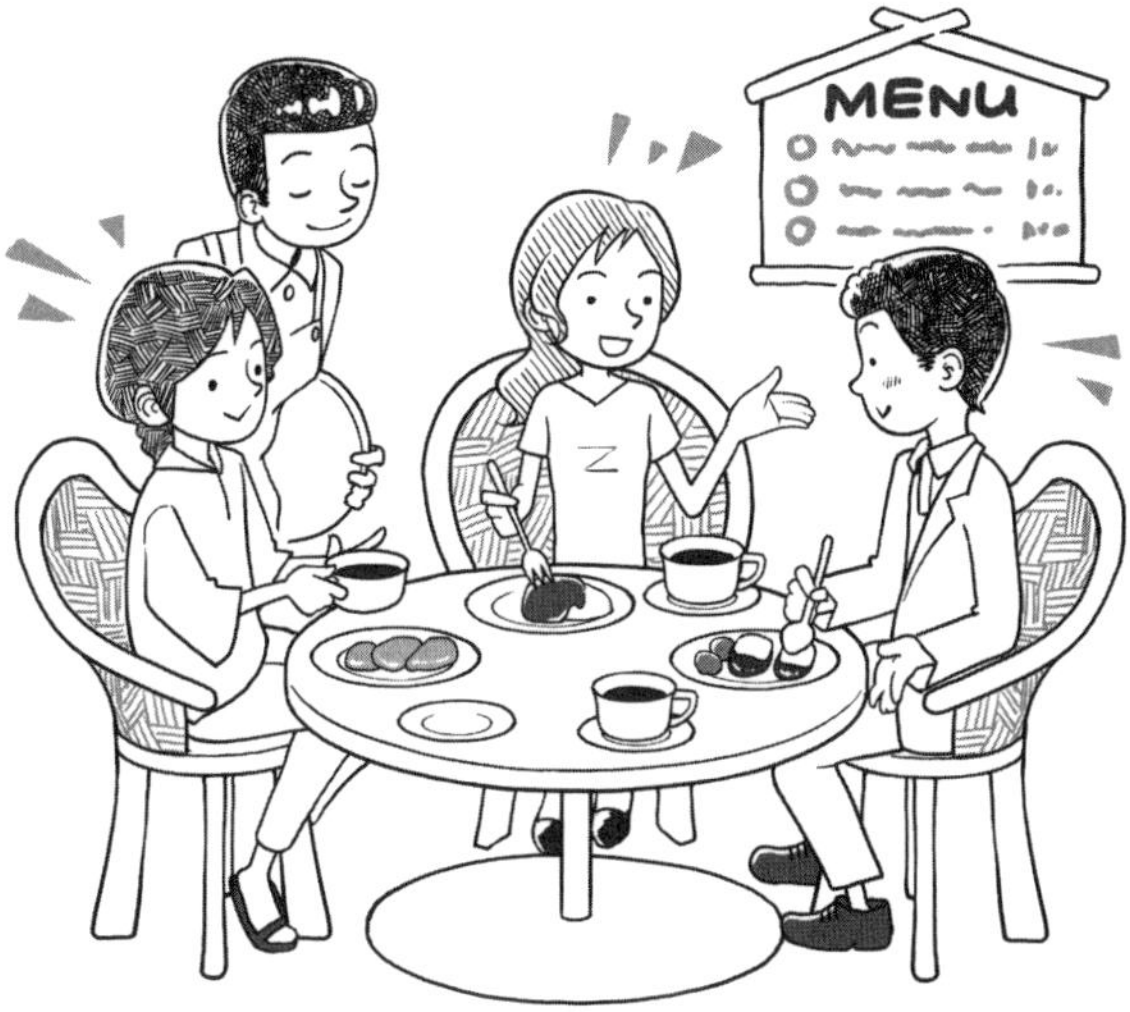

花

次は花をイメージしてみましょう。

目を軽く閉じて、あなたの目の前に一輪の花が見える、そんなふうにイメージしてみてください。あなたの目の前に一輪の花があるとそう感じるだけでも充分です。

その花をよく見てください。その花の色は何色ですか？

どんな花でしょうか？

その花に顔を近づけて、花の香りを嗅いでみましょう。

花の香りや植物のにおいなど、どんな香りがしているでしょうか。

今度は感触を感じてみましょう。

花びらに手で触れると、どんな感触がしていますか。

ツルツルしているでしょうか。湿った感触でしょうか。

その場所で、耳を澄ませてみましょう。

耳を澄ませたらその情景の音が聴こえるかもしれません。

さらにこの花を見て、香りを嗅いで、音を聴いていると、あなたのなかに何か気持ちが生まれてくるかもしれません。どんな気持ちでしょうか?

それではここで、自分の体験を確認してみましょう。

花が見えた➡視覚

香りを感じた➡嗅覚

触った感触があった➡触覚

その情景の音が聴こえた➡聴覚

身体の感覚や気持ちを感じた➡身体感覚

五感での感じ方は人それぞれですから、体験はそれぞれ違っていて当然です。

五感には優位性があるため、どの感覚が優位なのかによって体験が異なります。

五感での感じ方はトレーニングすることによって変化していきます。どのような体験であったとしても大丈夫です。ゆっくりと自分の感覚を楽しんでいきましょう。

好きな場所の風景

あなたの好きな場所の景色をイメージしてみましょう。それはどこでしょうか？お気に入りの南の島の海辺や、海に沈むオレンジ色の夕日、山脈の雄大な景色など、自分が好きな場所の風景を思い浮かべてみましょう。

その風景の中に入り込むことはできますか？
そこには何が見えるでしょうか。
どんな音が聴こえていますか。
どのようなにおいがあるでしょうか。
空気の感じやそこで食べられる食べ物の味を体感することはできますか。

見えるもの、聴こえるもの、感じるものを、五感を使って感じていくと、さらにその景色を立体的に体験することができます。

旅行に行く計画をたてるとき、行く前から、行っているところをイメージしながらワクワクするように、私たちは、好きな場所を思い描くだけでまるでそこを訪れたかのようにワクワクすることができます。

好きな場所に行けない状況でも、想像力を使って自由に旅することができるのです。

好きな場所をイメージするだけで気分が良くなることを体験できたのではないでしょうか。

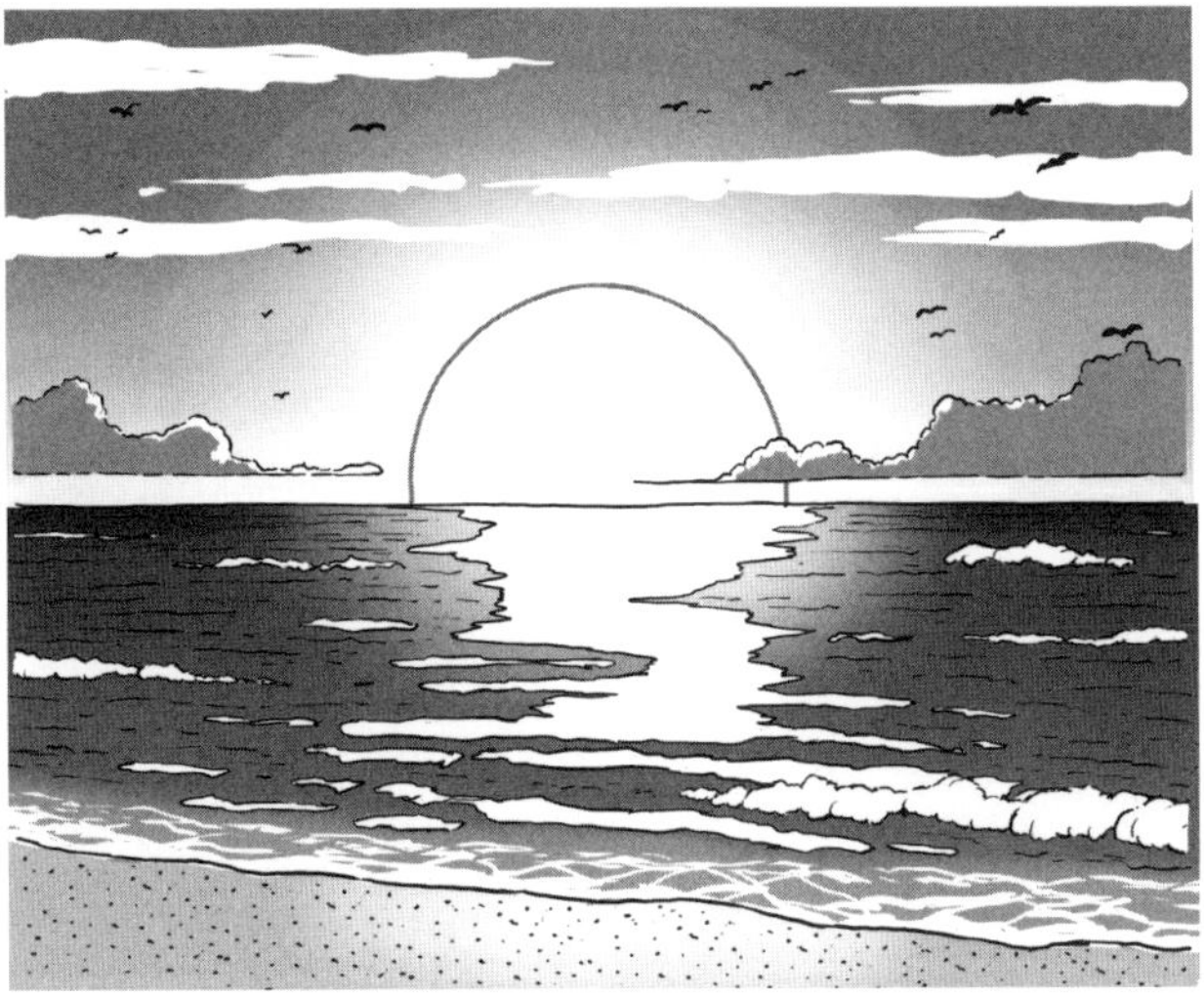

宝石が降り注ぐ

ここでは見たこともない架空の映像を頭の中で見てみる練習をします。

宇宙からたくさんの宝石が降り注いでいるイメージをしてみましょう。


どのような映像が頭の中に浮かぶでしょうか。

両手を広げて、無数の宝石を受け取っているところをイメージしましょう。あなたは宇宙から降り注ぐ宝石を受け取ってもいいのです。

イメージなのですから、宝石はゆっくりと降り注ぎ、そっとあなたが手のひらで受け取るように想像してもいいのです。


宇宙から宝石が降り注ぐイメージをする黙想は、チベット密教の教えの中にもあります。

宝石が降り注ぐイメージの黙想をするようになってから、私には変化がありました。

宇宙にある無限の富を受け取ってもいいのだと思えるようになったことです。

それまでは私は金銭的にあまり恵まれていないと思い込んでいました。境遇だから仕方ないとあきらめていたのです。そんな私でさえも、宇宙の無限の富を受け取れるように潜在意識が変化したように感じました。

自分のアクセサリーを整理してみると、思ったよりも持っていたことに気が付き、さらにその直後に母親が持っていたアクセサリーをすべて私にくれたのです。宝石が降り注ぐ黙想によって潜在意識が富を受け取ると、現実にも変化が起きるようです。

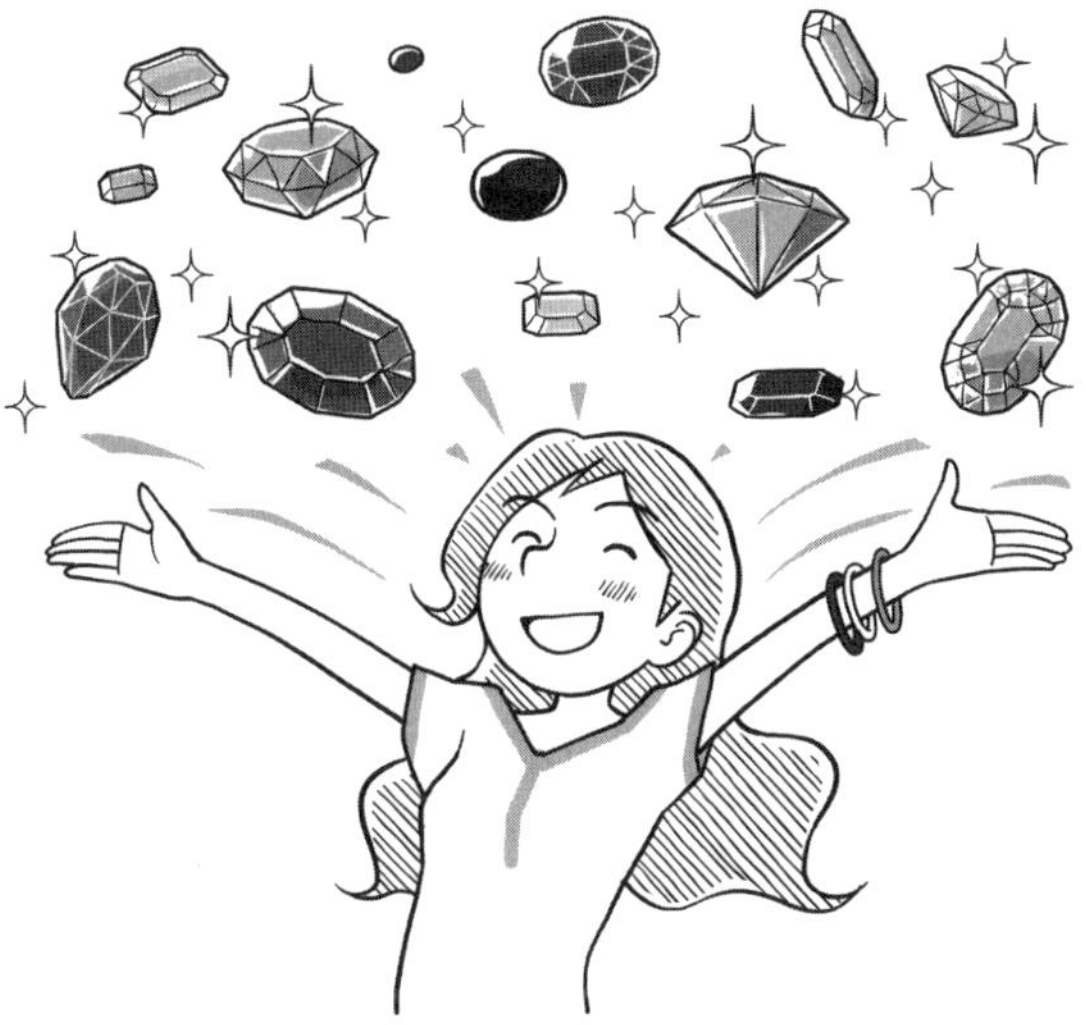

心の状態はそのときどきで変わります。何か嫌なことがあれば不愉快になったり、感情が大きく揺さぶられたりすることもあります。どんなときでも気持ちを切り替えて、イイ気分でいることはとても大切なことです。気分を害したときや不安になったときにも、黙想をすれば一瞬で気持ちを切り替えることができるようになります。

うれしかったこと

あなたの人生でうれしかったシーンを思い出してみましょう。

うれしくなるような言葉をもらったとき、初めて選手に選ばれたとき、スポーツや音楽の大会で勝ったとき、頑張ったことの成果が出たとき、誰かに認められたとき、合格したとき、想いが通じたとき、恋が実ったとき、子どもが生まれたときなど、どんなことでもいいので自分がうれしかったことをリストアップして、一つ一つの思い出を、五感を使ってイメージする黙想をしていきましょう。

思い出してイメージするだけでも、うれしい気持ちがよみがえりますね。

喜びのリストをつくっておくと、いつでもうれしい気持ちを思い出すことができます。

さらに一つ一つのうれしかったことを思い出しながら、その経験がどうして自分にとってうれしさをもたらしたのかと考えて、自分にとって喜びに必要な要素を抽出してみましょう。

たとえば、仲間と一緒に何かをすること、自分の努力が認められること、成長を実感できること、人に喜んでもらえること、気持ちが通じ合えること、自然の中にいることなどが要素になります。

自分が喜びを感じるために必要な要素を知っていると、日常生活がどのような状況であっても、自分にとって大切な要素を取り入れながら喜びと共に生きていくことができます。

うれしかった思い出は、自分にとって何が大事なのかを気づかせてくれるのです。

喜びに意識を向ける黙想

今、この瞬間に、あなたの周りに起きている素晴らしいことに、意識を向けていきましょう。

あなたのいる場所の快適な温度や、座っている椅子や床の心地よさを感じることはできるでしょうか。

そしてさらに大きな空間に目を向けていけば、あなたを取り巻く自然は完璧な宇宙の秩序を保ちながら、あなたのいる空間を守っていることに気づいていくでしょう。

目を軽く閉じて、深い呼吸を3回した後、楽な呼吸に戻します。

そして、あなたに喜びをもたらすものをイメージしていきましょう。

あなたが思わず笑顔になるようなことや、楽しい気分になることは何でしょうか。

好きなこと、楽しいこと、うれしいこと、ワクワクすることならなんでもかまいません。

あたかも今それを体験しているところを想像しましょう。

喜びをもたらす人や動物のことを考えてもいいですし、好きなことや趣味のことを考えてもいいのです。

どんなことでもいいので、想像しながら喜びの感覚に浸りましょう。

充分に満足するまで時間をかけてその体験を想像します。

充分に喜びを味わうことができたら、ゆっくりと呼吸をしながら目を開けて現実の世界に戻ってきます。

私たちに喜びや幸福感がもたらされているとき、自分の本性に戻ることができるといいます。

私たちの思考は、常に細胞レベルにも語り掛けているので、喜びを感じているとき、免疫力も高まり、自然治癒力も高まっていきます。喜びの状態を体験しながら健康を増進することができるのです。

楽しかった思い出

あなたの人生で楽しかったことはどのようなものがありますか？

子どものころの思い出でも、最近のことでもなんでもかまいませんので思い出してみましょう。

楽しかったことを今まで思い出したことのない人にとっては、少し難しいと感じるかもしれません。私たちの脳は、楽しい記憶よりも辛い記憶の方が思い出しやすいものです。それは同じような辛い目に遭わないようにと回避するために、辛い記憶の方が思い出しやすくなっているのです。

一度楽しかった記憶を思い出しておくことによって、いつでもすぐに思い出しやすくなります。時間をかけてもいいので、自分がどんなときに楽しいと感じているのかをいくつか思い出してみましょう。

楽しかった思い出が見つかったら、そのシーンをじっくりと思い出していきましょう。

それはいつ頃のことでしょうか。
どんな経験でしょうか。
周りには誰かいましたか。
どんな会話をしていましたか？
そのとき感じたことは何でしょうか。

五感を使って楽しい思い出を思い出していきましょう。
どうしてその経験が楽しいと感じたのでしょうか？
それはあなたにとってかけがえのない大切なシーンです。
楽しかった思い出は、あなたの人生を支えてくれます。

安心すること（リラックス）

あなたが安心してリラックスできることをイメージしてみましょう。

お風呂に入ってほっこりしているところや、ふわふわの毛布にくるまっているところ、お気に入りの場所でゆったりとお茶を飲むシーンなど、安心安全だと感じてリラックスできるシーンにはどのようなものがあるでしょうか？

赤ちゃんだった自分が親の腕の中で優しく抱かれているイメージや、頭をなでてもらっているイメージでもいいですし、またはかわいい動物と遊んでいるイメージなど架空のものでもいいです。

安心できるイメージをすると、安心ホルモンといわれる「セロトニン」が分泌されます。セロトニンは、脳内で神経伝達物質として働き、その分泌が多いとリラックスできます。

セロトニンの分泌が少ないと不安を感じやすくなるといわれています。

また、最新の研究で、人の攻撃性の程度にセロトニンが関与することも分かっているそうです。

人生の中では、安心感を持つことと、穏やかさを取り戻すことが必要なのです。

安心安全なイメージを自分の中に持っておくと、何かトラブルがあって緊張状態が続いたとしても、安心するイメージをすることで安心感を取り戻すことができます。

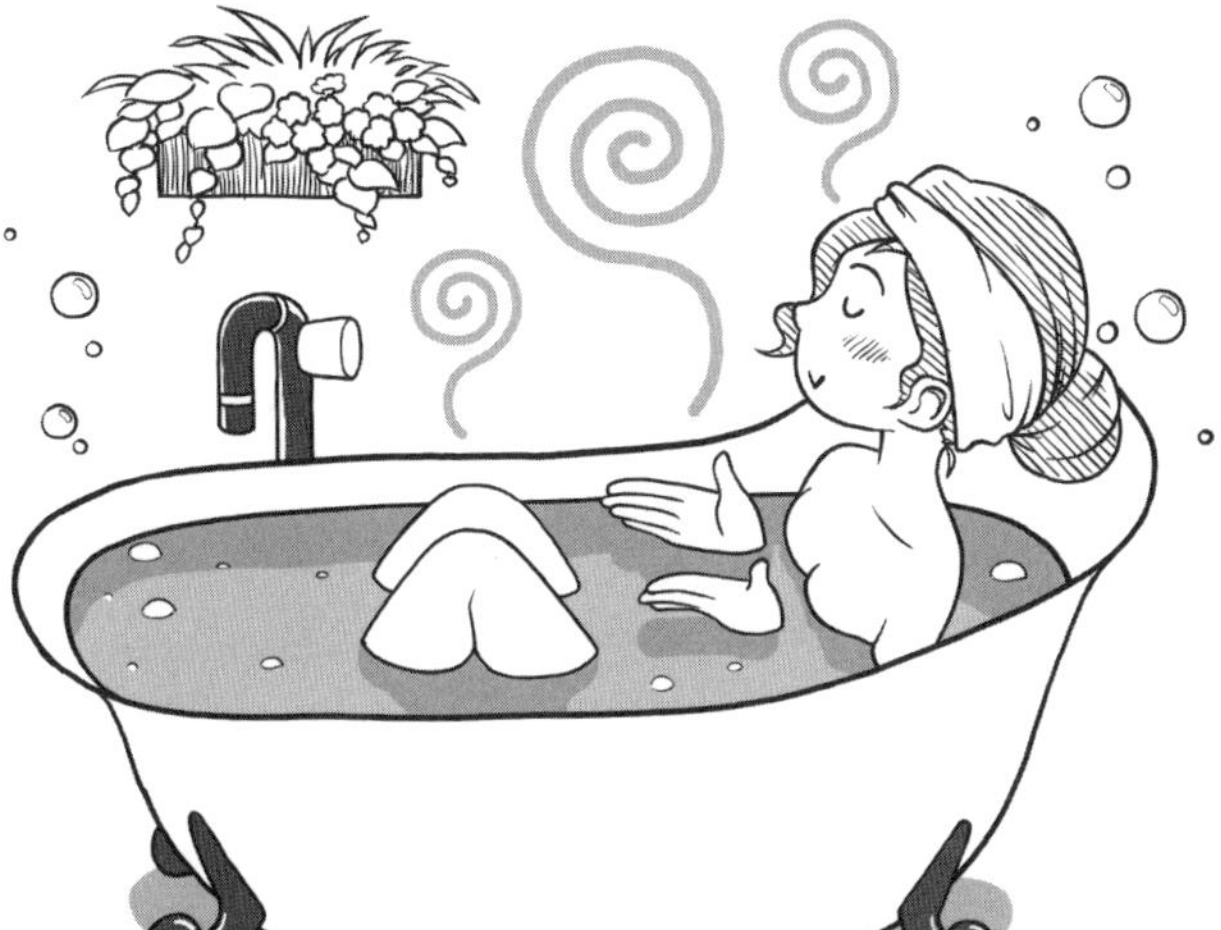

感謝の黙想

私自身が気持ちを切り替えたいときに、頻繁に活用している黙想を紹介します。それは感謝の黙想です。この黙想をすると心がマイナスに傾いたときでも一瞬にして心が整いますのでぜひお試しください。

目を閉じて、自分の人生を振り返って感謝したいことを思い出していきましょう。どんなことでもいいのです。

「あのときはありがたかったな」「あの一言に助けられたな」「今あるのはあの人のおかげだな」と思うことをゆっくりと思い出していきます。

一つの出来事でなくてもかまいません。自分の想像に身を任せながら、ただただ感謝したいと思うことや感謝したい人を見つけていきましょう。そして感謝の気持ちを充分感じていきましょう。

目の前に感謝したい人と、その人に伝えたい感謝の言葉を思い描いてみてください。感謝の言葉を伝えるところをイメージすることはできるでしょうか。

感謝の気持ちを伝えたら、その方はなんと言ってくれるでしょうか。

その言葉をしっかりと受け取りましょう。

他にも感謝したい人を見つけて、同じように感謝の気持ちを感じながら、感謝の言葉を伝えていきます。

充分に想いを伝え、大切な言葉を受け取ったら、ゆっくりと目を開けて現実の世界へ戻ってきましょう。

感謝の黙想をすると、自分がどれだけ多くの人たちにお世話になってきたのかを思い出すことができます。感謝しながら落ち込むことはできないので、心のエネルギーが回復していくでしょう。

それだけでなく、感謝の念を持つ時間を増やしていくと、自分の人生の質が格段と上がることに気づいていきます。

誰からどんな言葉をもらったらうれしいか？

あなたは誰からどんな言葉をもらったらうれしいですか？

「よく頑張ってるね」「いつも見てるよ」「あなたのおかげで本当に助かりました」「あなたが応援してくださったから夢が叶いました」「あなたがいてくれてよかった」……

誰でもこんな言葉をもらうとうれしくなります。認めてもらう言葉は、心の栄養になるのです。

心が栄養不足になると、むなしさを感じたり、寂しさを感じたり、満たされない感覚になってモヤモヤします。情緒不安定になって人にあたりたくなってしまうこともあります。

そうなる前に、自分で自分の心を満たす黙想をしましょう。

目を閉じて、ゆっくりと呼吸を感じていきます。深い呼吸を3回した後に自分自身に問いかけましょう。「もしもどんな言葉でも言ってもらえるのだとしたら、誰に何という言葉を言ってもらったらうれしいのか」と。何が浮かんでくるのかを静かに待ちます。

人の顔が浮かんでくるかもしれません。誰かの顔が浮かんできたら、その方にどんな言葉をかけてもらえたらうれしいのかを考えていきます。

かけてもらいたい言葉を思いついたら、その方にその言葉を言ってもらっているところを想像してみましょう。

その言葉を言ってもらうところをイメージするだけで、涙が出るぐらいのうれしさを感じる方もいるかもしれません。それと共に心のエネルギーが高まっていくのを感じるでしょう。

私たちは誰でも認められたいという欲求を持っています。

思うように認めてもらえないと、心のエネルギーが低下して、心が枯渇していきます。

本当に認めてもらえるような機会を持てればいいのですが、そのような環境にある人は少ないと思いますので、黙想によってうれしい言葉をもらうイメージをすると、本当に認められたときと同じ効果が得られるのです。

イメージするだけでうれしくなって、前に進むパワーをもらうことができる黙想です。

Part3　自然からのパワーをチャージする黙想

プロセス指向心理学の創始者であるアーノルド・ミンデル氏が開発したプログラムの中に、自然の一部分になるイメージをしてから、今の自分に必要なメッセージを受け取るワークがあります。これは一種の黙想でもあるのです。

私自身が約20年前にこのプログラムを体験してみて、感動するほどの心地よさと深いメッセージが得られましたので、毎日のように繰り返し行うようになりました。

自分が好きな自然を一つ選んで、しばらくその自然になりきっているところをイメージするという非常にシンプルなものです。ここではいくつかの自然を提示しますが、慣れてきたら、自分でいろいろな自然になるイメージをしてみてください。

樹木になる

あなたの好きな樹木が目の前にあるところをイメージしてみましょう。

それはどんな樹木でしょうか？　幹はどれぐらいの太さで、どれぐらいの高い木でしょうか？　葉っぱは何色でどのようなカタチをしていますか？

次に、自分自身がその樹木になっているところを想像しましょう。

木になったあなたは何を感じているでしょうか。しばらくその感覚を楽しんでみましょう。

ゆっくりと成長していくその樹木の生命力を感じることはできるでしょうか？

悠久の時の流れを感じることはできるでしょうか？

樹木になった感覚を充分に楽しんだら、その木から「今の自分へのメッセージ」をもらいましょう。木はあなたになんと言ってくれるでしょうか。

「止まっているように見えても生きている。ゆっくり少しずつ少しずつ成長している。あなたも成長しているよ。少しずつでいいよ。急がなくても大丈夫。すべてはうまくいっているよ。気が付いていなくても大丈夫。大きな木に成長しているから」

樹木があなたに必要なメッセージを届けています。

風になる

自分の身体が、風になって自由に動いているところをイメージしましょう。


街の中を自由に飛び回る気分はどんな気分でしょうか。

森の中をすり抜けていく感覚はどんな感じでしょうか。

木々の枝も風と一緒に揺れています。

森を抜けると草原が広がっています。

草原の草や花も風と共に揺れています。

果てしなく広がる大空を、あるときは高く、あるときは低くどこまでも飛んでいく感覚を感じてみましょう。

あなたは自在にカタチを変えることができます。とても軽やかです。

あなたの好きな場所に飛んでいくことができます。

風であることは、なんと自由な感覚なのでしょうか。

こうやって充分に風である自由な感覚をいつでも楽しむことができます。

充分に風の感覚を楽しんだら、風から「今の自分へのメッセージ」をもらいましょう。

風はあなたになんと言ってくれるでしょうか。

「ときには自由な感覚を楽しんでいいよ。

肩の荷を下ろしてもいいよ。

あなたも風の一部だから」

この感覚を味わいたくなったら、あなたはいつでも風になることができます。

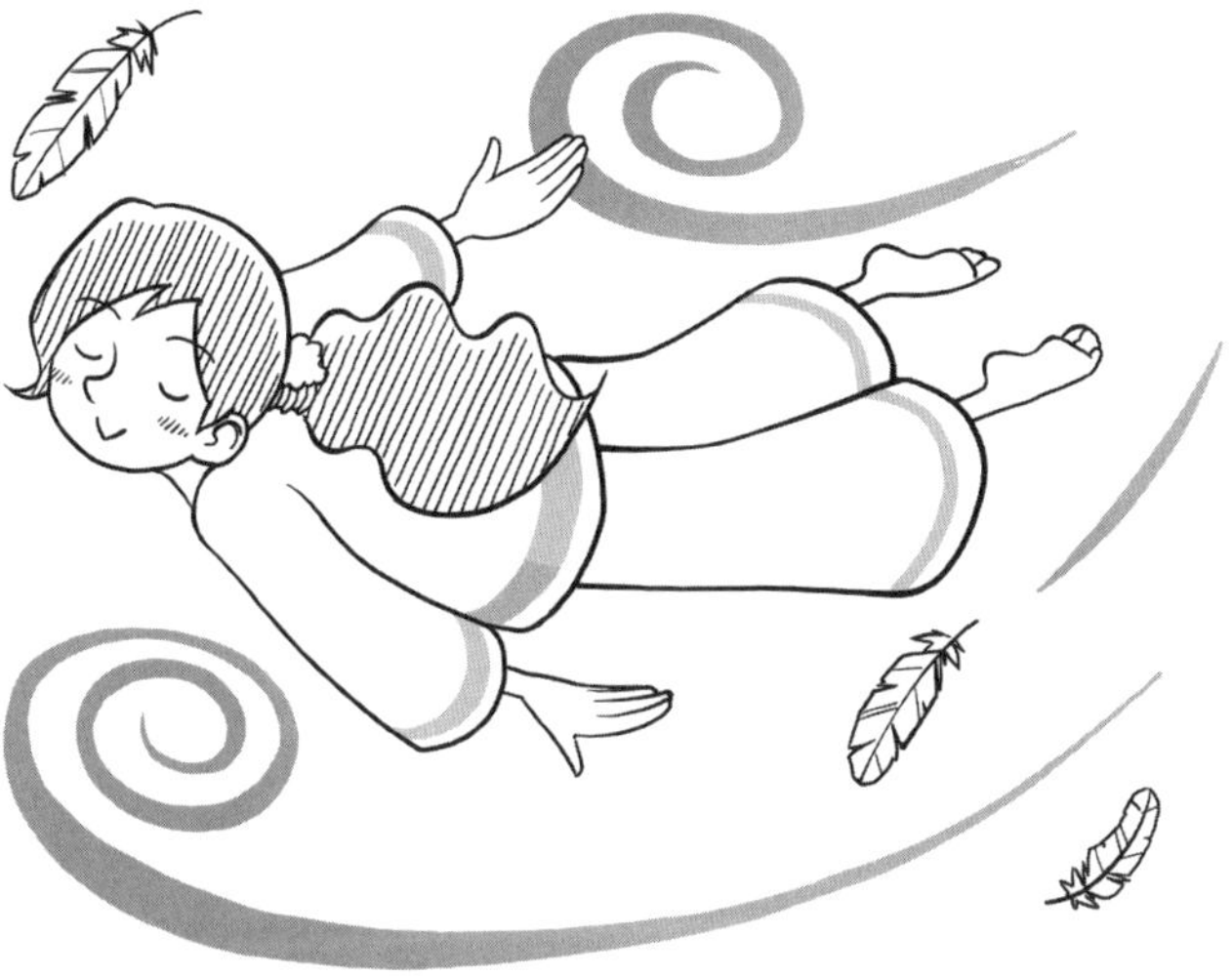

雲になる

青い空にぽっかりと浮かぶ白い雲を想像してみましょう。

そして、自分自身がその雲になっているところを想像することはできるでしょうか。

青空に浮かびながら、ゆっくりと風に流されていきます。

自分の意思で動く必要はありませんから、身体の力を抜いて、リラックスして

ただ運ばれていくだけでいいのです。

身体の力を抜いて運ばれていく感覚は、どれだけ心地よいでしょうか。

力を抜いていても、目的地までたどり着くのはうれしいことではないですか。

ときには、身体の力を抜いて身を任せる感覚でいることは大事なことなのですから。

あなたは青空を漂いながらどこまでも旅をすることができます。

雲になった感覚を充分に楽しんだら、雲から「今の自分へのメッセージ」をもらいましょ

う。雲はあなたになんと言ってくれるでしょうか。

「雲のように身を委ねても大丈夫だよ。肩の力を抜いていいよ。リラックスしてもいいよ。大いなる宇宙は、あなたを幸せな未来に運んでいるよ」

疲れたときには、雲になった感覚があなたの身体を癒してくれます。

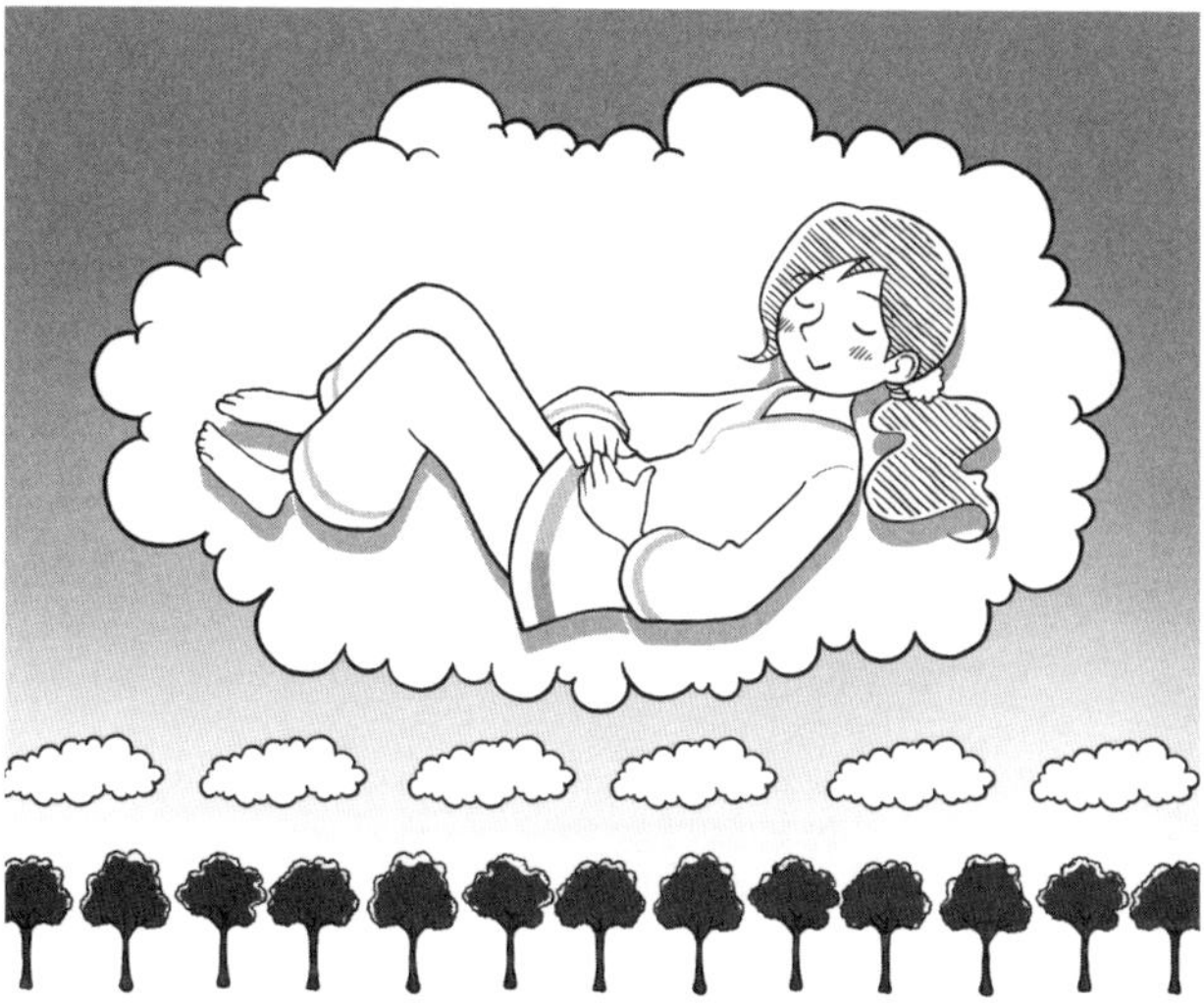

海になる

あなたの好きな海辺をイメージしてみましょう。

それはあなたが行ったことがある海かもしれないし、想像上の海辺でも大丈夫です。

波の音は聞こえるでしょうか。

潮風がほほを優しくなでるのを感じることができるかもしれません。

ここで、あなた自身が海になっていると想像してみましょう。

あなたは今、広くて、大きくて、深い海になっています。

海のあらゆる場所を感じてみましょう。

海面は、風と共に波をつくっているかもしれません。

海の中には魚や海藻や珊瑚があるのかもしれません。

もっと深いところでは、深海魚たちがゆっくりと動いていて、海の営みは何万年も続いています。

生命も生み出され続けています。

海面では嵐がきていても、深いところではゆったりと営みが続いていて、生命も生み出されているのです。

充分に海になった感覚を楽しんだら、海から「今の自分へのメッセージ」をもらいましょう。海はあなたになんと言ってくれるでしょうか。

自分が今直面している問題への助言を、海からもらうこともできます。「〇〇について、どうすればいいか？」と、海に聞いてみましょう。

「海面に嵐がきていても、
深いところでは何も影響を受けずに日々の営みが続いているよ。
あなたには、もっともっと深いところに
自分でも気が付いていない可能性がたくさんあるよ。
あなたはどんどん新しいものを生み出していくことができるよ」

そのときどきに必要なメッセージを、海は届けてくれるでしょう。

大自然の愛に包まれる

ここまで自然界の何かになりきるイメージの黙想を紹介してきましたが、ここでは自然からの愛を受け取る黙想を紹介します。

これは太古の昔から世界各地で同じようなイメージで黙想されてきました。私自身も気に入っていて、よく実践しています。講座でも誘導しますが、至福の感覚を味わうことができます。

①　あなたが世界でもっとも美しいと感じるところを思い浮かべてください。木や湖や川などがある山の景色や海など、あなたが美しいと思うところならどこでもいいです。できるだけ詳細にイメージします。

②　その自然の景色への愛を感じていきましょう。広大な美しい自然への愛があなた

の中で広がり続け、やがてあなたのハートは愛の温かさに脈打ちはじめます。

③　その自然への愛を地球の中心に送ってください。地球があなたの愛を直接感じられるように送ります。

④　そして地球があなたに愛を送り返してくれるのを感じてください。

⑤　地球の愛があなたの身体に入ってきたら、愛が全身にくまなく流れるのを受け入れてください。一つひとつの細胞の隅々まで愛が行きわたります。その愛はあなたの身体を愛の光で満たしていきます。あなたは地球の美しい愛にすっぽりと包み込まれています。地球と一体化し、充分だと思えるまでその愛を感じ続けてください。

⑥　地球と愛でつながった感覚を保ち続けたまま、今度は空を見上げてください。空

のもっと先には宇宙の深さを感じます。

⑦ 宇宙への愛を感じてみましょう。もしも宇宙が大きすぎて愛を感じるのが難しいなら太陽をイメージしてもいいでしょう。太陽の光があなたに降り注ぎ、愛の光であなたをやさしく照らしています。太陽への愛でも宇宙への愛でもかまいません。あなたの愛が大きくなってきたら、その愛を太陽や宇宙に送ります。あなたの愛が太陽の光と溶け合ってすべての生命に届くところをイメージします。

⑧ 愛を送ったら太陽や宇宙があなたに愛を送り返してくれるのを待ちます。太陽も宇宙もいつでもあなたに愛を送っています。太陽と宇宙の愛があなたの中に入ってくるのを感じたら、その愛が身体中どこへでも流れるにまかせましょう。

⑨ あなたはその瞬間、地球と宇宙の愛とつながっています。

大自然の愛を感じて受け取る感覚ができたとき、あなたの身心と体は愛で満たされ、いついかなるときも愛を受け取っていたということに気づくことができるでしょう。

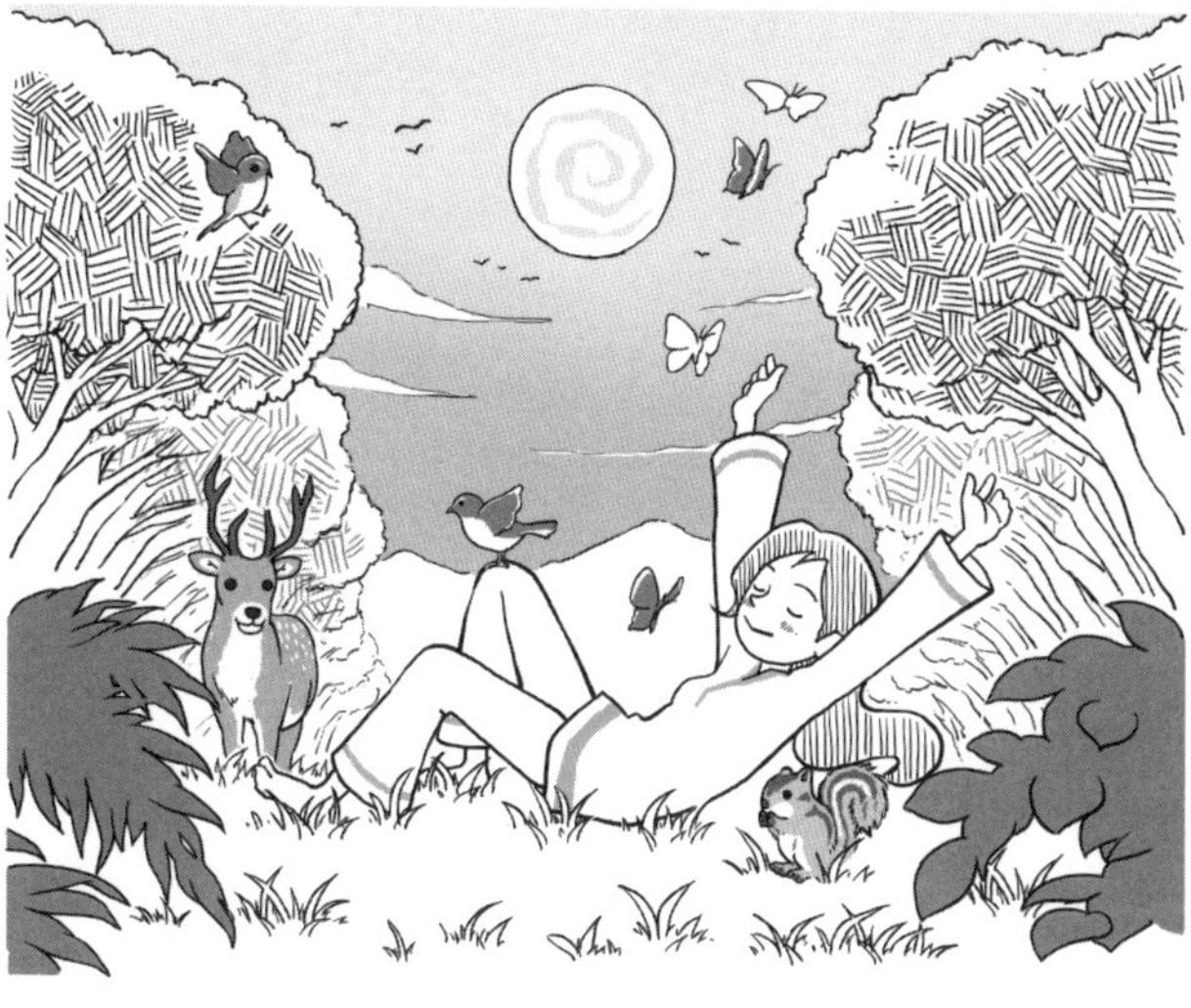

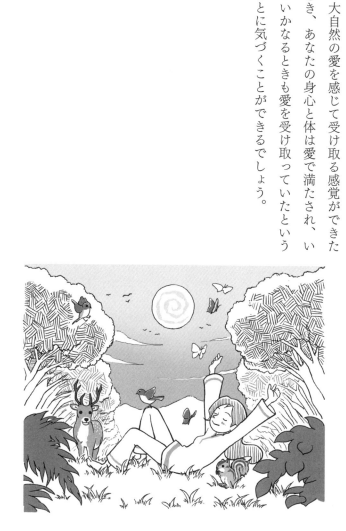

Part4　人生の質を格段と高める黙想

私たちはただ目の前のことをこなしながら生きることもできますが、自分にとって本当に大切なことに気が付きながら生きていくこともできます。黙想は、自分にとって大切なことに気づかせてくれるツールなのです。

「自分はどう在りたいのか？」「何を目指したいのか？」「どんな価値をつくっていきたいのか？」と自分自身に問いかけてみると、自分でも気づいていない本当に求めている生き方に気が付くことができます。どのような問いかけをしながら黙想すれば本当に求めている生き方ができるのかをここで紹介します。

人生に求めているもの

あなたは人生に何を求めているでしょうか。

ほとんどの人は、自分が本当に何を求めているのか気が付いていないのかもしれません。

この黙想は、自分の本当に求めていることに気が付くことができるものです。

求めているものに気づかないまま生きていくことは、目的地を決めずに旅をするのと同じです。それでも旅はできますが、求めている人生とはかけ離れてしまうこともあります。

目を閉じて、ゆっくりと深い呼吸を3回繰り返した後、楽な呼吸に戻していきます。

そして心臓の辺りに手を当てて自分自身に問いかけていきます。「自分が人生に求めているものは何か」と。そのまましばらくその問いの答えを自由に思いめぐらせていきます。

最初は「光」「ぬくもり」「温かさ」など、意味をなさないように思える単語やイメージが湧いてくるかもしれません。それでいいのです。そのまま黙想を続けていきます。出てきたイメージやキーワードから、自分にとっての意味がわかるまでには時間差があるのです。

黙想を繰り返していくと、受け取る力が高まり、黙想で今の自分に必要なメッセージを常に受け取ることができるようになっていきます。ぜひこの感覚を楽しんでください。

朝の黙想

一日をどのような状態でスタートするのかによって、その日一日がどんな日になるのかが決まります。最高の一日になるように黙想によって意識の方向設定をすることができます。モーニングルーティンに黙想を入れましょう。目覚めたときにベッドの中で行うこともできます。通勤の時間を使って行うこともできます。

アンソニー・ロビンスは、著書『人生を変えた贈り物』（成甲書房）の中で朝のパワーアップクエスチョンというものを紹介しています。

「今の人生で幸福なことは何だろう?」「今の人生でワクワクすることは何だろう?」「今の人生で誇れるものは何だろう?」「今の人生で感謝できることは何だろう?」「今の人生で楽しいことは何だろう?」「今の人生で打ち込めるものは何だろう?」「わたしは誰を愛しているのだろう?」と毎朝自分自身に問いかけるとその日一日、大切なことを意識しながら生きることができるというものです。私自身も実践してみて、朝この質問をするだけで一日が大きく変わることを実感しました。

私は、これを参考にしながらアレンジして朝の黙想を続けています。

目覚めたら布団の中で目を閉じたまま3つの問いかけをします。

「自分の使命は何か?」
「どんな未来をつくりたいか?」
「そのために今日何をするのか?」

その問いの答えをゆっくり考えてみるのです。

同じ問いかけでも毎日違う答えがやってきます。どんな答えも「そうだな」と確信できる答えなのです。そうするとその日一日が充実した時間を過ごすことができるのです。

自分はどう在りたいのか？

私たちは、人が自分をどう思うのか気になったり、誰かの期待に応えなければいけないと思い込んだりして、自分がどう在りたいのかを見失ってしまうときがあります。他人軸で自分の在り方を決めると苦しくなります。「自分はどう在りたいと思っているのか」を確認して自己一致して生きるためにこの黙想が役に立ちます。

目を閉じて、ゆっくりと深い呼吸を3回繰り返した後、楽な呼吸に戻していきます。心臓の辺りに手を当てて、自分自身に問いかけていきます。「自分はどう在りたいのか？」と。静かに心臓が答えてくれるのを待ちます。

答えは言語で出てくるとは限りません。イメージやインスピレーション、微かな感覚としてやってくることもあります。どんなシグナルでやってきたとしても、それを受け取るセンサーを磨いていきましょう。

私自身がこの黙想をすると、毎回違うビジョンが出てきます。優しい光のようなイメージが出てくるときもあれば、「笑顔」「寛容」「優しさ」「穏やかさ」などの状態を表すキーワードが出てくるときもあり、「守る」「許す」「大切だと思うことを行動に移す」「やりたいと思うことをやってみる」「勇気を出す」などの動詞が出てくることもあります。

大切なのは何が出てきたとしても否定もジャッジもせずに、「今日はこういうものが出てきたな」とただ観察することです。そうすると、今の自分にとって大切なキーワードが出てきていることがわかるようになっていきます。

「自分はどう在りたいか？」と問いかける黙想は、自分軸を整えることができます。毎朝「自分はどう在りたいか？」と確認すると、何が起きようともブレることが減ります。私たちは、日々いろいろな出来事が起こるので、「どう在りたいか？」と確認しておかないと、感情のままに揺さぶられて、弱い自分が出てきてしまいますので、何があろうとも「自分はどう在りたいか？」と毎朝確認することが大切なのです。

特に逆境のときほど、自分自身が試されているときでもありますので、この黙想が自分を見失わないように導いてくれます。

使命は何か？

あなたは、自分の使命は何かと考えたことがありますか？

自分の使命（ミッション）を考えたことがある方もいれば、使命なんて考えたこともない方もいると思います。私自身もセミナーを受けるようになる前は、考えたことすらありませんでした。

セミナーの中で初めて自分の使命を考えたときには、これが本当に自分の使命なのかどうかさえわかりませんでした。それからずっと「自分の使命があるとすればそれは何か？」と自分自身に問い続けてきた今は、自分の使命は「これだ！」と確信が持てるようになってきました。黙想は、自分の使命を見つけるためにも役立ちます。

目を軽く閉じ、自分自身のために少し微笑みます。そして、心臓の辺りに手を当てて深い呼吸を3回した後、楽な呼吸に戻します。

そして静かに「自分の使命は何か？」と問いかけながら、答えがやってくるのを待ちます。すると、直感というカタチで「これが使命かもしれない」という答えがやってきます。言葉で聴こえてくることもあれば、キーワードが文字で見えることもあり、イメージの画像で見えることもあります。人によって受け取り方は様々です。ときには思ってもみないような使命に気づくこともあるでしょう。意味を解読するのに時間がかかることもあります。

確信を持てるというカタチで得られるときもありますし、「これなのかな」と思うこともあります。どんな使命がやってきたとしても、今の自分に必要なことを潜在意識が届けています。使命といっても大きなことを成し遂げるというカタチでなくてもいいのです。たとえば私なら、「目の前にいる人に手を差し伸べなさい」という使命を受け取りました。

使命を受け取ることができたら、その使命を全うして生きている自分を思い描いてみましょう。それをイメージしたとき、自分の魂が喜んでいると感じるなら、できるところから行動に移していけばいいのです。

何で憶えられたいか？

あなたは周りの人から何で憶えられたいでしょうか？

「○○さんと言えば、☆☆だよね」の☆☆は、何がいいでしょうか？

それは特技や特性かもしれないし、あなたの能力や行動かもしれません。職業やライフワークかもしれないですし、目指すものや在り方、生き方かもしれません。


経済学の父と呼ばれるドラッカーの有名なエピソードを紹介します。

「私が十三歳のとき、宗教の先生が、『何によって憶えられたいかね』と聞いた。誰も答えられなかった。すると、今答えられると思って聞いたわけではない。でも五〇になっても答えられなければ、人生を無駄に過ごしたことになるよといった」（ドラッカー名著集『非営利組織の経営』（ダイヤモンド社））

運の良い人は、宗教の先生・フリーグラー牧師が問いかけてくれたように、この問いを人生の早い時期に問いかけてもらい、一生を通じて自らに問い続けていくことができます。

この問いを問いかけられることによって、「自分は将来、何によって憶えられたいか」と生涯考え続けることができます。考え続けることによって、自分が本当に求めている方向へと未来への舵をきり、毎日の一挙手一投足がそちらに向かうようになります。

ドラッカーは続けてこう言います。「今日でも私は、この問い、何によって憶えられたいかを自らに問いかけている。これは、自己刷新を促す問いである。自分自身を若干違う人間として、しかしなりうる人間として見るよう、仕向けてくれる問いである」と。

フリーグラー牧師が13歳のドラッカーに問いかけたことによって、その問いの答えを考え続け、そうすることでドラッカーは本当に自分の求めている生き方ができたのです。

私たちもこの問いを使って黙想することができます。

軽く目を閉じて、ゆっくりと深い呼吸を3回繰り返した後、楽な呼吸に戻していきます。そして自分自身に問いかけていきます。「自分は何で憶えられたいか？」と。

そのまましばらくその問いの答えを自由に思いめぐらせていきます。

ドラッカーのように、「何で憶えられたいのか？」と問う黙想をすれば、自己刷新しながら、自分が求めている生き方ができるのです。

自分という存在の何がまわりの人を幸せにできるのか？

この黙想は、私の師匠である「人とホスピタリティ研究所」の高野登さんが、高野さんの師匠であるフランシス・ヘッセルバイン氏（旧ドラッカー財団理事長兼CEO。ガールスカウト米国連盟初の現場出身CEO）から伝授されて毎日実践されているものです。


目を閉じて、ゆっくりと深い呼吸を3回繰り返した後、楽な呼吸に戻していきます。

そして自分自身に問いかけていきます。

「自分という存在の何がまわりの人を幸せにできるのか？」と。

そのまましばらくその問いの答えを自由に思いめぐらせていきます。

頭の中に浮かんでくることを、ただただそのまま浮かんでくることを観察していきます。

どんなことでも今の自分にぴったりの答えが出てきています。


「できる」とか「できない」とか「それは無理」とか「それは難しい」とか「できている」

とか「できていない」とかジャッジしなくていいのです。

この黙想の面白いことは、黙想を繰り返せば繰り返すほど、思考が深まっていく感覚を得られることです。

「自分という存在の何がまわりの人を幸せにできるのか？」という問いを深めていくと、自分の軸が定まり、命の向かう方向性が決まり、時間の使い方が変わります。

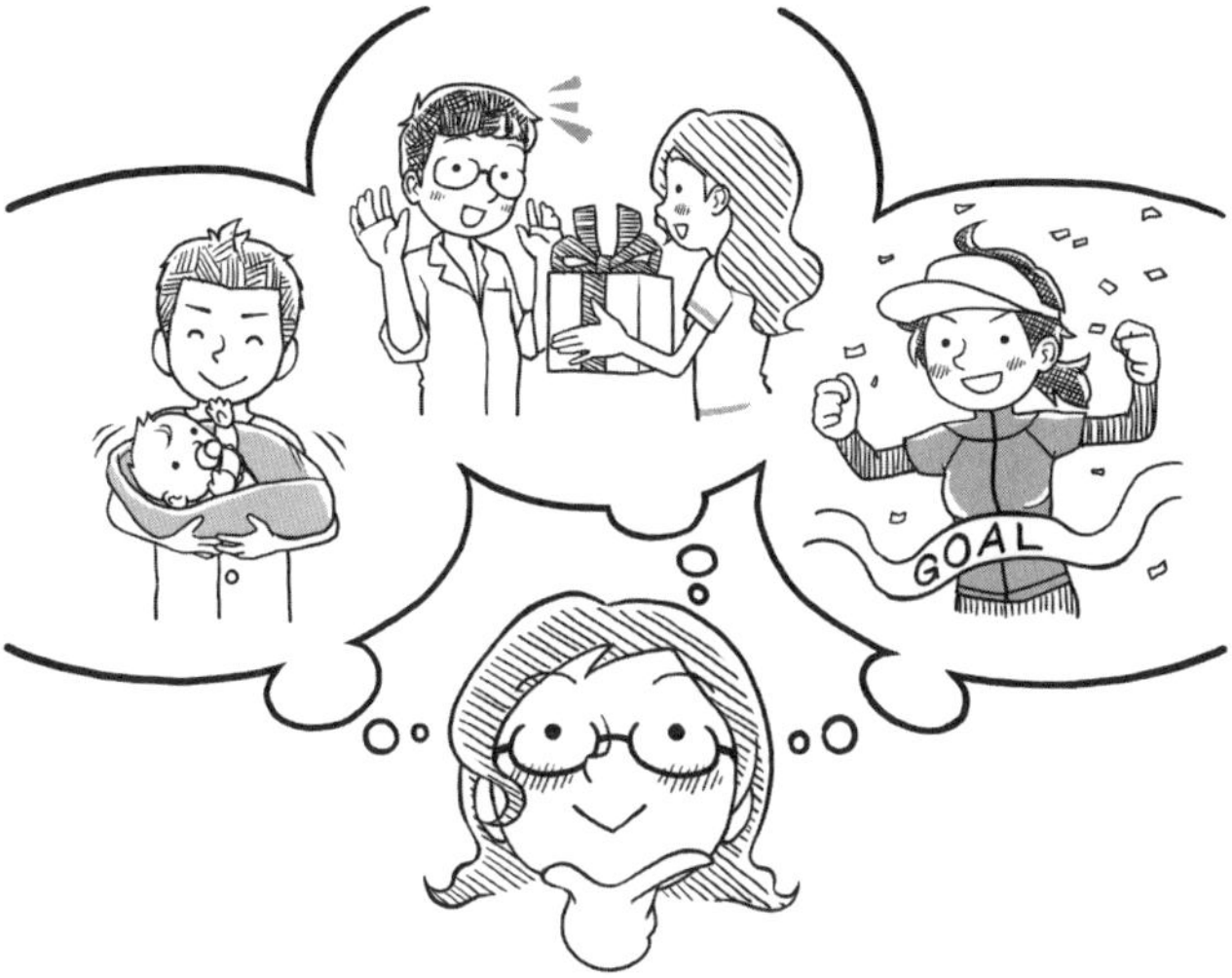

自分が与えられるものは何か？

あなたが与えられるものは何でしょうか？

それはお金やモノではなくてもいいのです。この黙想によって、自分が与えられるものを見つけて行動に移すことができるようになると、自信が育まれ、人生の質も格段と上がってきます。


目を閉じて、ゆっくりと深い呼吸を3回繰り返した後、楽な呼吸に戻していきます。

そして自分自身に問いかけていきます。「自分が与えられるものは何か？」「自分が与えられるもので誰かの役に立つものは何か？」と。そのまましばらくその問いの答えを自由に思いめぐらせていきます。

自分が与えられそうなものが、いくつか浮かんできます。

何が浮かんできましたか？

与えられるもので、お金がかからないものもたくさんあることに気づくのではないかでしょうか。誰かが自分のことを想って行動してくれることは、人の心を勇気づけます。受け取った人はうれしいものです。

この黙想が習慣になると、「目の前の人が何を求めているのか?」「どんな言葉をもらったらうれしいか?」と考えて、さりげなく行動し、伝えられるようになっていきます。相手が求めていることに気づくアンテナも磨かれていきます。

そしてどんどん「与えられる人」になっていくでしょう。「与えられる人」になると、相手との関係性の質が変化しますので、自分への応援や思ってもみなかったチャンスがどんどん増えていきます。それに伴って人生の質も向上していきます。

あなたが受け取るものは、あなたが与えたものです。

与えることに意識を向けて、与えられるものを見つけてどんどん与えていくと、あなたはどんどん豊かになっていくことに気づくでしょう。

生きていると、度々困難なことが起こります。困難な出来事が生じたとき、「運が悪い」「自分ばっかりどうしてこんなひどい目に遭わなければいけないのか」と考えてしまうと、なかなか困難を乗り越えることができません。困難なことが起きたとき、黙想することによって乗り越えるための解決策やヒントを得ることができます。「幸せは不幸な顔をしてやってくる」と言いますが、どうすれば不幸だと思えることを幸せにまで変えていくことができるのかをお伝えします。

内なる叡智に答えを求める黙想

遺伝子工学の世界的権威であり、筑波大学名誉教授の村上和雄氏は宇宙の叡智の存在をサムシンググレートと呼んでいます。村上和雄氏に限らず多くの科学者たちが、人類に貢献するような発見や発明の瞬間には、考えつくした後に大いなる何か（サムシンググレート）による導きがあると言います。

内なる叡智に答えを求める黙想をすれば、誰でも素晴らしい答えを与えられます。解決は無理だと思うような問題でさえも、無限の叡智はあなたにベストな方法を知らせてくれるでしょう。

静かな場所で軽く目を閉じて、心臓の辺りに手を当てます。そのまま深い呼吸を3回してから、楽な呼吸に戻します。

そして内なる叡智に問いかけていきます。「この問題を解決するにはどうすればいいのか？」と。そして静かに答えがやってくるのを待ちます。

ここでのポイントは、どうすればいいのかを自分で考えるのではなく、内なる叡智が答えを届けてくれると信じて待つことです。すると、直感というカタチで、解決方法がやってきます。ときには思ってもみないような方法がひらめくことでしょう。ひらめいたことを素早く行動に移していきます。すると完璧なカタチで問題が解決していくでしょう。

困難なことを克服する黙想

私たちの人生には思い通りにはいかないことが起きます。

挫折したり、スランプに陥ったり、トラブルに巻き込まれたりしたときなどは、とても順調だと思うことはできないのではないでしょうか。

工学博士でもあり130万部以上売れた『ツキを呼ぶ魔法の言葉』（マキノ出版）の著者である五日市剛氏の言葉に、「幸せは不幸な顔をしてやってくる」というものがあります。不幸だと認識して不満や文句を言って投げやりな態度でいると、不幸は不幸のままなのですが、不幸なことが起きたときこそ、「ありがたい」と言葉にすることで、不幸が幸せに転じるというのです。

私自身も、不幸だと思うことは「宇宙から試されているテスト」だと認識を変えました。宇宙からのテストだと思って前向きに行動すると、本当に思ってもみないようなハッピーエンドにつながっていくことがわかったからです。

「ついてない」と思ったら、試されていると思って、どうしたらそのテストに合格できるのかと考えていくための黙想を紹介しましょう。

目を軽く閉じ、自分自身のために少し微笑みます。そして、心臓の辺りに手を当てて深い呼吸を3回した後、楽な呼吸に戻します。

そして「この出来事を乗り越え、宇宙のテストに合格し、幸せな未来をつくるためにはどうすればいいか？」と問いかけながら、答えがやってくるのを静かに待ちます。

いくつかのアイデアが浮かんできたら、勇気をもって行動に移していきましょう。

このテストに合格すると、思ってもみなかった幸せが起こることを発見できるでしょう。

執着を手放す黙想

執着とは、「何が何でも自分の思い通りの結果にしなければいけない」というしがみついた状態をいいます。たとえば、「必ず良い結果を出さなくてはいけない」「必ず健康にならなくてはいけない」などの考え方です。この考え方が強いほど、望むような結果がだせなかったときに苦しむことになります。

仏教では、「執着」が人間を苦しめる考えをつくり出していると教えていますし、現代の心理学でも考え方が苦しみをつくっていることがわかっています。自分を苦しめている考え方を手放すことができれば、心は楽になるのです。

執着を手放す黙想では、まず自分自身が何に執着しているのかを見つけていきます。そして実際に固く閉じた手を開きながら、それを手放していくイメージをしながら行います。目を軽く閉じ、自分自身のために少し微笑みます。そして、深い呼吸を3回した後、楽な呼吸に戻します。そして「自分がしがみついているものは何か?」「こうでなくてはいけないと思っていることは何か？」と自分自身に問いかけながら、自分の執着している考え方を見つけていきましょう。一つ見つけられたら、握っている手を開きながら、その考え方を手放しているところをイメージしていきます。

はじめは自分がどのような考え方を持っているのかわからない方もいるかもしれませんが、心に苦しみを感じたときは、必ずそこに苦しみを生み出す考え方があります。苦しみを生み出す考え方こそ、「こうでなくてはいけない」という執着なのです。自分の根底にある考え方が明確になると、苦しみと自分を分離することができるようになります。

この黙想を続けていくと、自分がどんな考えを持っているのかが客観的にわかってきます。最初の内は、自分の考えを手放すことに困難を感じるかもしれません。それも大切な感覚です。手放したくないと思っている自分に気が付くことができるからです。無理に手放す必要はありません。そのうちに考え方も次第に柔軟性を持つようになり、手放してもいいかもしれないと思える時がきますので、安心して自分の気持ちに従ってください。

手放せば手放すほど、心が軽くなっていくことを実感できるでしょう。

すでに豊かであることに気づく黙想

豊かさに気づくということは、あなたが持っているものにフォーカスするということです。私たちは「ないもの」や「足りないもの」にフォーカスすると、欠乏感を感じます。「あるもの」「持っているもの」にフォーカスすると豊かさを感じるだけでなく、現実にも豊かになっていきます。それは物質だけではなく、目に見えないものもすべて同じです。

あなたが持っているすべての大切なものを思い出していきましょう。リストに書き出してみるとさらに豊かさを実感できます。

たとえば、「私は、世界とつながるスマホを持っています」「私には気持ちを聞いてくれる友人がいます」「私には大切な思い出があります」「私には行きたい場所があります」「私には叶えたい夢があります」などです。

自分にとって重要なすべてを書き出します。自分の内側に大切なものを見つけ出しながら書き出すプロセスすべてが黙想となります。

書き出した自分のリストを眺めると、「あること」に気づくと思います。

「ある」ものに意識を向ければ向けるほど、すでに自分が豊かであることに気づいていきます。一度書き出したリストは、ときどき見て付け加えていくことをお勧めします。

自分が豊かであったことを思い出すことができると、あなたの内なる豊かさのエネルギーが成長し、欠乏感に苦しむことはなくなります。そして現実にも豊かであることに気が付いていきます。

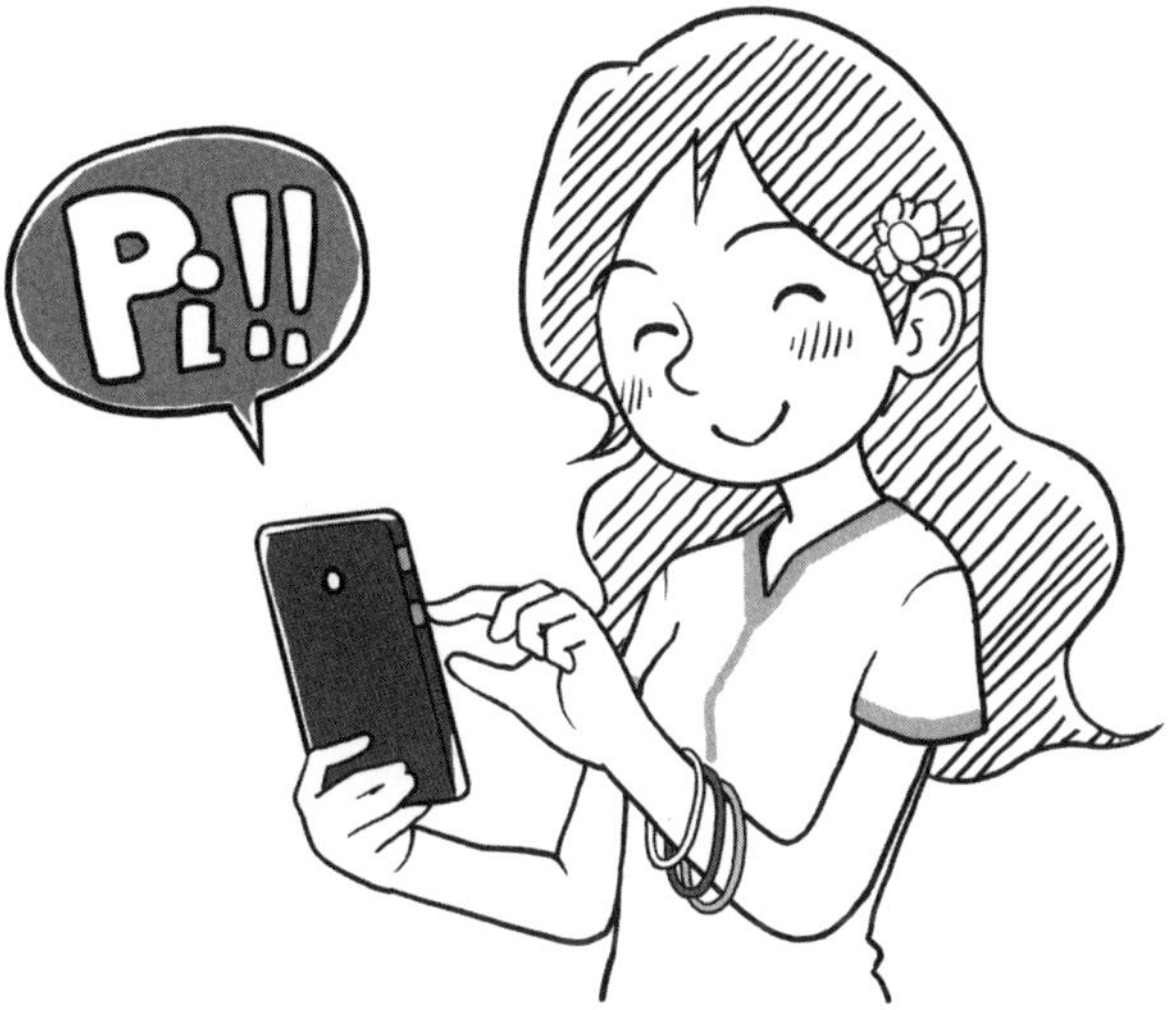

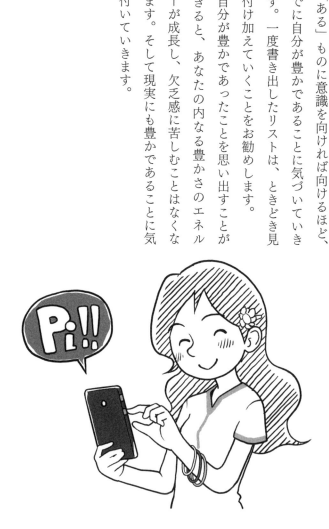

本当の豊かさとは？

あなたはどんな豊かさを望んでいるでしょうか。

豊かさの象徴として、お金や成功、地位や名誉などが出てくることがありますが、本当にそれらの豊かさを自分が望んでいるのかどうかは、黙想によって気付くことができます。

静かな場所で軽く目を閉じて、心臓の辺りに手を当てます。そのまま深い呼吸を3回して、楽な呼吸に戻します。そして胸に手を当てたまま自分に問いかけます。「自分にとって本当に大切な豊かさとは何か？」と。静かに内なる叡智からの答えを待ちましょう。自分の中に湧き上がるインスピレーションに意識を向けていきましょう。

頭で考える豊かさとは違ったものが出てくるのではないでしょうか。

神経心臓学を専門としているカナダのモントリオール大学名誉教授アンドリュー・アーマー博士によると、心臓には約4万個のニューロンからなる脳と同じ神経の構造を持つハートブレイン（心臓脳）が存在しており、この心臓脳は、脳とは関係なく独自に知覚、記憶、学習、決定という脳と同じような働きをしていることがわかっているそうです。脳で考えると間違うことも、心臓脳で考えると判断を間違わないといわれているのです。

頭では贅沢な生活にあこがれていると考えていても、心臓脳はあなたが本当に求めている豊かさを知っているのです。

人生を間違わないためには、心臓脳からのメッセージに耳を傾けることが大切です。

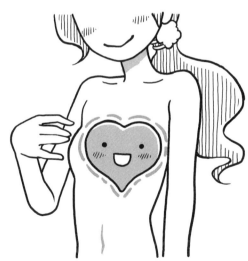

Part6 素晴らしい人間関係を築く黙想

良い人生を送りたいと思ったら、人間関係をどのように構築していくのかが重要な鍵となります。ただなんとなくその日の気分でつきあうだけでは、深い絆は生まれません。求めたものが返ってこないと葛藤が生じることもありますし、感情に振り回されて関係が壊れてしまうときもあります。どうしたら心地よい人間関係を築くことができるのでしょうか。応援し合える関係性はどのようにつくることができるのでしょうか。

ここでは人間関係の構築に役立つ黙想を紹介しましょう。

最高のゴールは何か？

今日出会う人たちとの最高のゴールは何でしょうか？

打ち合わせや面談などでその日に会う人があらかじめわかっている場合は、その日に会う人を思い浮かべて、「その人との最高のゴールは何か？」と自分自身に問いかける黙想をしてみましょう。1分でもいいので、目を閉じて最高のゴールを思い描くのです。最高のゴールを思い描けたら、「最高のゴールに向かうための行動は何をすればいいのか？」と自分自身に問います。するとそこにつながるための具体的な行動が見えてきます。

さらに「最高のゴールに向かうために何をしてはいけないか？」と問います。すると、してはいけないことが明確になります。

最高のゴールを思い浮かべ、そこに向かうための行動をイメージしてから会うのかどうかでは、その先の未来が大きく変わるのです。

今日会う同僚たちとの最高のゴールを思い描いてみましょう。
今日会うお客様との最高のゴールを思い描いてみましょう。
今日会う家族との最高のゴールを思い描いてみましょう。

最高のゴールをイメージしたからこそ、最高の関係で最高の未来をつくっていくことができるのです。

相手は何を求めているのか？

目の前にいる相手が真に求めているものは何でしょうか？

家族や同僚、お客様など具体的に一人一人想像しながら、その方が心の底から何を求めているのかを考えながら黙想してみましょう。

誰か特定の人を思い描いて、「その方が真に求めているものは何か？」と自分自身に問いかけながら黙想をしてみましょう。そして静かに何がやってくるのかを待ちます。どんなことでもいいので、浮かんでくることを観察していきます。

「仕事で認められたい」「世の中に認められたい」

「自分に誇りを持ちたい」「これだというものを確立したい」……

など、その人が求めているものが浮かんでくるでしょう。

浮かんできたら、相手が求めていることを自分のできる範囲で提供します。

たとえば、「本当に○○さんがいてくれて助かりました」「○○さんのこの能力は本当に素晴らしいですね」「さすが☆☆と言えば、○○さんですよね」と伝えることもできます。

誰でも望んでいることがあり、その人が一番望んでいることを心理学の言葉では「ターゲットストローク」といいます。心の底から望んでいるターゲットストロークを得られると人は涙が出るくらいうれしいものなのです。

人によって何を望んでいるのかは違うので、その人が何を望んでいるのかを黙想によって見つけていきましょう。言葉にして伝えると、人間関係はどんどん良好になっていきます。

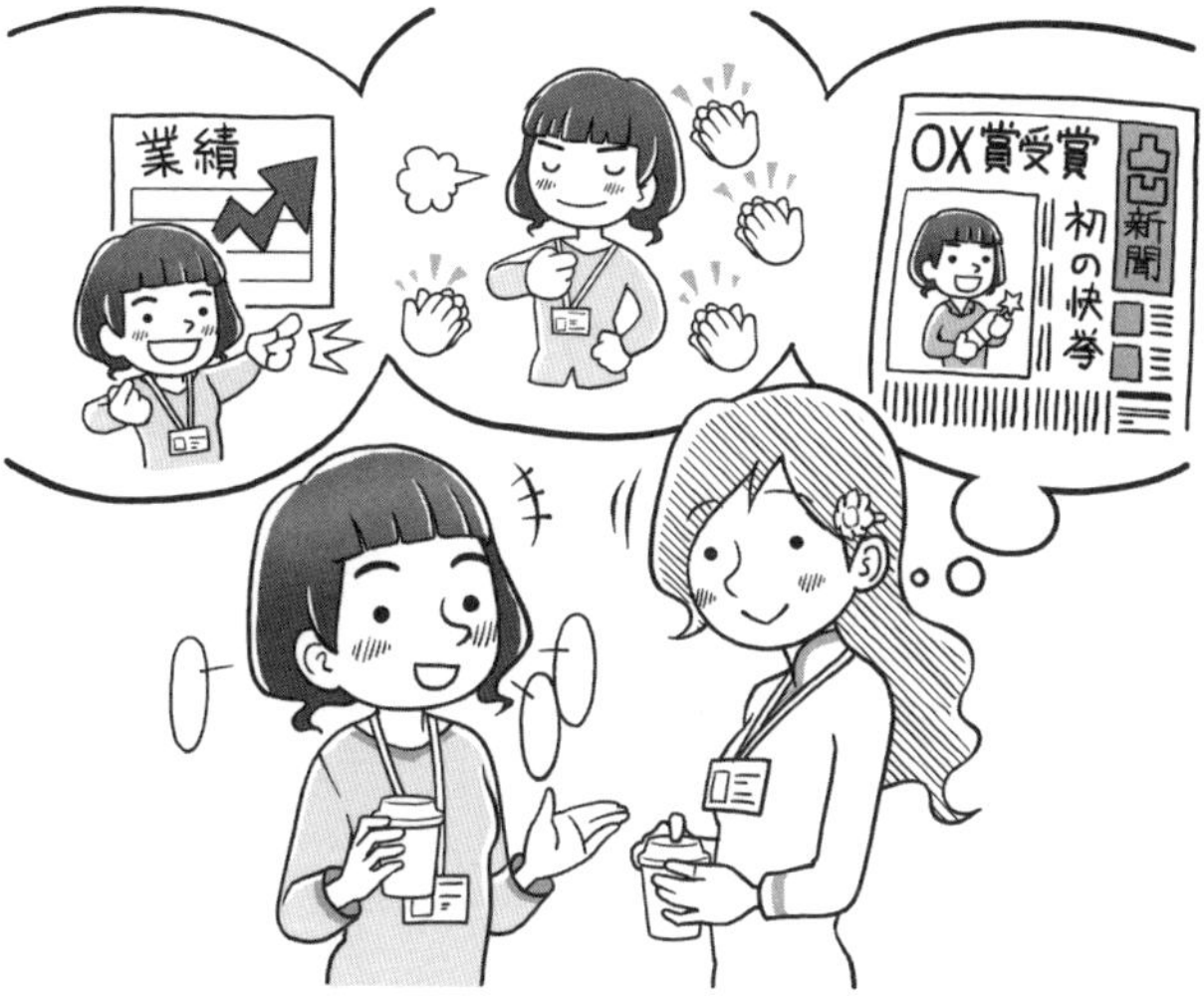

感謝を見つける黙想

ネイティブアメリカンの言葉に、「感謝が見つけられなければそれはあなたの落ち度である」というものがあります。私はその言葉と出合ったとき、衝撃が走ったことを今でも覚えています。それからは、どんな人にも感謝できる自分になろうと心を決めました。

人間関係がうまくいっていないときは、必ずと言っていいほど相手への感謝は見つけられていません。当時の私は、上司との人間関係に悩み、親との人間関係に悩み、パートナーとの人間関係に悩み、心の中は不満でいっぱいだったのです。どうして自分はこんなにも人間関係に恵まれていないのかと、自分の境遇をうらんでいました。今ならその理由がわかります。不満や恨みつらみを抱えたまま良好な人間関係を築くことなどできるはずがないのです。私はすべてを相手のせいだと思い込んでいました。相手は変わるはずもありません。変えることができるのは自分自身だと言われても、それができずにいました。

そんなときにこの言葉と出合い、私は感謝を見つける黙想を始めたのです。

感謝の黙想は、静かに目を閉じて「関係性がうまくいっていない人」を思い浮かべながら、その相手に対する感謝を見つけていくのです。初めのうちは、感謝と正反対のことが出てきますがそれでも見つけようとすると、ほんの少しだけ感謝に値することが見つかります。

たとえば私は、会社の上司との関係が悪くて心も体も壊れていました。その上司との関係を改善したいがために、たくさんの本を読んだり勉強をしたりしてきたことを思い出しました。その上司のおかげで私は心理学の勉強をし始めたのです。これは感謝に値するかもしれないと思いました。一つ感謝が見つかると、自分の中の不満や悔しさが解けていくことがわかりました。それからも時間を見つけては、関係性が難しいと感じている人への感謝を見つけています。そして、関係性が難しくなる前に感謝を見つけるようにすることで、良好な関係を築くことができることにも気が付きました。感謝してくれる人を攻撃する気持ちにはなりませんから、先に感謝してしまえば関係性は良くなるのです。

感謝の黙想を続ければ、周りの人たちとの関係はどんどん良くなっていくでしょう。

怒りの奥の気持ちに気づく黙想

私たちはときどき怒りを感じることがあります。

怒っているとき、怒りの奥には「本当はこうしてほしかった」という願いがあります。思い通りにならないことへの残念な気持ち、ショック、寂しさ、不安、心配、恐怖などが大きくなり過ぎたときにそれが怒りとなります。怒りになる前の本当の気持ちに気が付くことができると、気持ちを整理することができます。怒りを感じたら、黙想しながら怒りの奥にある気持ちに気づいていきましょう。

静かな場所で軽く目を閉じて、心臓の辺りに手を当てます。そのまま深い呼吸を3回します。楽な呼吸に戻します。そして胸に手を当てたまま、「怒りの奥にどんな気持ちがあるのか?」「自分は本当は何を望んでいたのか?」と自分に問いかけます。静かに答えを待ちましょう。自分の中に湧き上がるものに意識を向けていきましょう。

本当に望んでいたものに気が付いたら、それを言葉にしてみましょう。

「本当は、○○を望んでいた。望んだようにならなかったことが、○○だった」と。

本当に望んでいることがわかったら、「望んでいる結果に近づくために今とは違う何ができるのか？」と自分自身に問いかけながら、アイデアがやってくるのを待ちます。

3つ以上のアイデアが見つかったら、一つ一つ行動に移しているところをイメージしながら、どのアイデアを行動に移すのかを決めていきます。決めたことを行動に移すと、未来がどのように変わるのかをイメージします。

怒りはエネルギーが大きいため、取り扱いが難しくなりますが、怒りの奥にある気持ちに気が付くと、冷静さを取り戻し、本当に望む結果に近づくためにどうすればいいか自分でもわかるようになります。

怒りになる前の正直な気持ちを相手に伝えることもできますし、見つけたアイデアを行動に移しながら、本当に望む結果に近づいていくこともできます。

怒りを感じたら、まずこの黙想をしてみましょう。

不満をギフトに変える黙想

「こうしてほしいと思っているのに、それをしてくれない」「こうあるべきなのにそうしてくれない」という不満を感じることは多くの人にあるのではないでしょうか。

特に自分のパートナーや親や子どもに対しては、「こうしてほしい」という願いが強いために、願いどおりにいかないとき不満が大きくなります。不満を持ったときは、この黙想が役に立ちます。

ビジョン心理学の創始者であるチャック・スペサーノ博士は、不満を感じているとき、相手にギフトを与えられるのは自分であると言います。

自分も相手も受け入れる黙想の前の準備

① 誰に対してどのような不満があるのか、自分の気持ちを整理してみましょう。

例　約束を守らない

② その不満と同じことをあなたはあなた自身に対して何パーセントぐらいしていると

思いますか？

例　自分に対しての約束をどのぐらい守っていないのか？⬇50％

③　その不満と同じことを自分が相手に対してどれぐらいしているのか？

例　自分は相手との約束をどのぐらい破ってきたのか？⬇50％

次のステップからは黙想しながら考えてみましょう。

④　文句と不満があるということは、自分が相手に対して贈ることができるギフトがあるということでもあります。あなたが相手に与えられるギフトは何でしょうか？

例　許し、寛容など

⑤　自分の中に愛が溢れていることを想像してください。あなたは愛の存在として相手に愛とともにギフトを送ることができます。愛と共にギフトを与えている自分を思い描いてみましょう。相手との関係性に変化が生じ始めます。

不満を感じているときは、自分が与えていないということなのです。与えることと受け取ることはセットなのですから。

どんな自分も抱きしめる黙想

「どんな自分も大切な自分」なのだと思えたら、心はどれだけ楽になるでしょうか。

私たちの中には、いろいろな部分（パート）があります。心の中にどのような部分があるのかを描いてみると、見えない自分の心が見えてきます。

「悲しんでいる部分」「ムカついている部分」「不安を感じている部分」「緊張している部分」など自由に描いてみましょう。中には相反する部分も存在します。

それぞれの部分はすべてあなたにとって良かれという肯定的意図があります。たとえば、「もっと安心したい」「恥ずかしい目にあわないようにしたい」などです。受け入れ難いと思えるような部分さえも、「どんな自分も大切な自分」だと思って抱きしめることができると、心のバランスがとれるようになります。

ここでは、どんな自分も抱きしめる黙想をしていきましょう。

できれば描き出した心の絵を見ながら、自分の中に存在する部分を一つ一つ抱きしめるイメージをしてみましょう。悲しんでいる自分を抱きしめます。ムカついている自分も抱きしめます。不安を感じている自分を抱きしめます。これが自己受容です。

排除しようと思う部分も、排除しようと思ってできるものではありません。排除しなければいけないと思えば思うほど、その要素を持っている人が許せなくなるものなのです。

どんな自分も抱きしめられたとき、はじめて自分の内面が統合されて、他人を許せる自分になります。

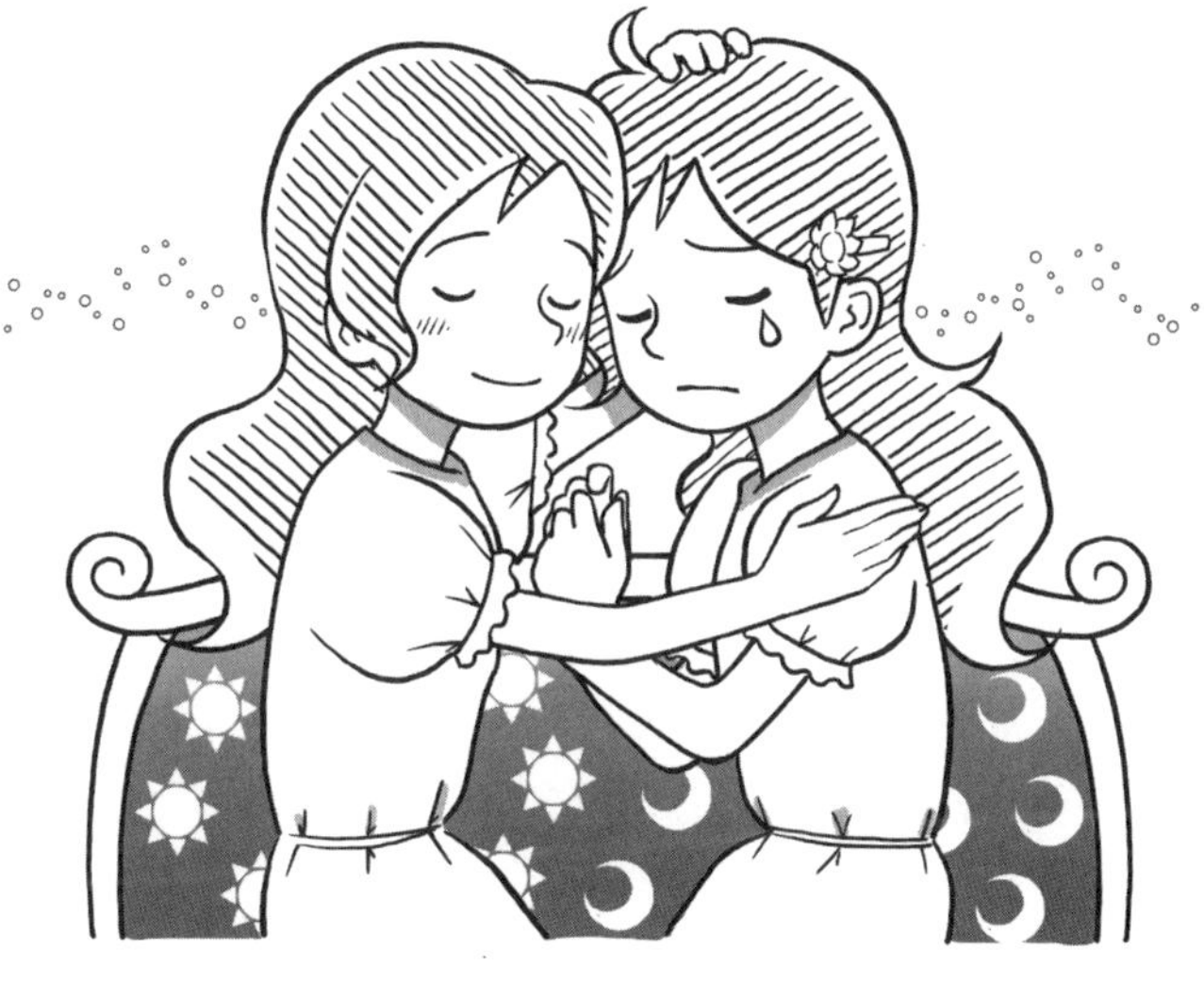

自分を許す黙想「ホ・オポノポノ」

ハワイでは、「ホ・オポノポノ」という癒しの手法があります。心が傷ついたときや悩みを抱えたときに、4つの言葉「ありがとう」「愛しています」「ごめんなさい」「許してください」を繰り返し唱え続けるのです。すると、嫌な記憶は消えていき、心の浄化が起こるという手法です。

ネイティブハワイアンが長年続けられてきた伝統的な手法で、1958年のマリー・カウェナ・プクイが著書に記し、その後ハワイ伝統医療のスペシャリストであるモーナ・ナラマク・シメオナ女史が、現代社会で活用できるようにアレンジして発表しました。

現在は弟子のイハレアカラ・ヒューレン博士によって継承されています。問題の種類が何であっても、その問題に対して必要な癒しがもたらされます。効果としても奇跡的な変化を多数起こしているものです。

実践していただくとわかると思いますが、抱えている問題が深ければ深いほど、この手法による癒しの効果も大きいことが実感できるでしょう。

やり方は、心が苦しいと感じたときに、4つの言葉「ありがとう」「愛しています」「ごめんなさい」「許してください」という言葉を繰り返し唱え続けるだけです。

自分を許すことができたとき、同時に心が解放されていきます。

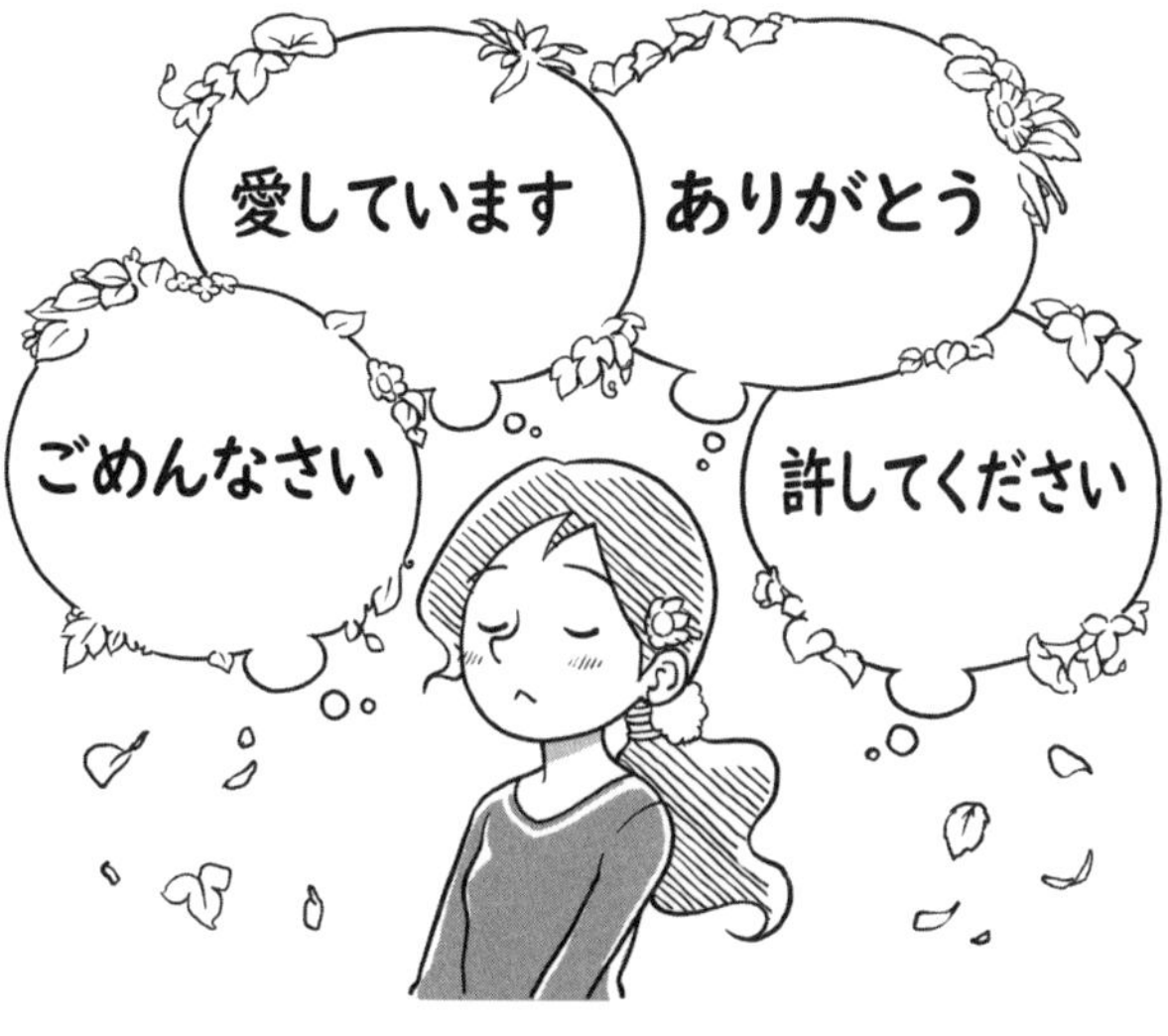
愛しています
ありがとう
ごめんなさい
許してください

あの人が幸せでありますようにと願う黙想

誰かの幸せを願うとき、私たちの身体の中にはオキシトシンというホルモンが分泌します。オキシトシンは、不安を和らげ、痛みも和らげる働きがあることがわかっています。

人の幸せを願うことは、身体の調子を整えるだけでなく、あなたの心の状態を整えていきます。

交流分析という心理学の創始者であるエリック・バーン氏は、ストローク循環の法則を見つけました。これは、誰かのことを認め、幸せを願うと、誰かからあなたの幸せを願ってもらえるということです。自分が受け取りたいものを、先に与えればいいのです。応援されたければ、誰かを応援すればいいし、感謝されたければ感謝すればいいということです。

誰かの顔を思い浮かべながら、その人の幸せを願って黙想してみましょう。自分の家族や友人、恋人やパートナーなど誰でもいいので思い浮かべてその人が幸せであるようにと願います。人類や地球規模の生命体の幸せでもいいですし、100年後、1000年後の子どもたちの幸せを願うのでもいいのです。思い浮かべる人を変えながら、何人かの幸せを次々に願っていきます。

最初は自分の好きな人たちを思い浮かべると、幸せを願いやすいと思います。それだけでも充分ですが、慈悲の瞑想というものには、自分の好きな人の次に、好きでも嫌いでもない人、自分の嫌いな人の幸せを願うように展開していくものもあります。

嫌いな人の幸せを願うのはハードルが高い人も多いと思いますので、幸せを願ってもいいと思える人から幸せを願う練習をしていきましょう。

Part7　心と体を癒す黙想

黙想は健康を回復させるためにも役立ちます。医療現場でもイメージを活用したセラピーは世界的に研究が進められているのです。特にガン治療や救急医療では、よいイメージを持てるかどうかはその後の体調に大きな影響を与えることがわかりはじめています。どのようなイメージを持って黙想することが、心と体を癒し、健康増進につながるのか。ここでは実際に世界の医療現場で活用されている黙想を紹介します。

インナースマイル

オキシトシンが分泌されると不安や痛みが軽減し、病気の症状を緩和します。

オキシトシンとは、愛情を感じたときに分泌されるホルモンで、誰かを愛したときや愛されたときに分泌されます。小さな子どもや動物の赤ちゃんをイメージすることでも分泌されるのです。

ここでは、ニュージーランドの心理学者リチャード・ボルスタッド氏が世界各国で紹介しているオキシトシンの分泌を促しながら、身体各部を癒していく黙想を紹介します。

思い出していただきたいのは、大好きな人や小さい子どもや動物の赤ちゃんを愛したり可愛がったりしているときの感覚です。

そのときにもたらされる優しい微笑みのエネルギーを、額をリラックスさせて、両目の間に持ってくるところを想像してみてください。両目の間に微笑みの無限のエネルギーの源があることを想像し、やがて豊かな川の水のように身体全体へと流していきます。

微笑みのエネルギーは、甲状腺と副甲状腺を通し、首とのどに流してください。そして、甲状腺が、新陳代謝のペースをコントロールし、骨の組織がバランスよく保たれていることをイメージします。

次に胸の中央にある胸腺に微笑みのエネルギーを流します。胸腺は免疫機能を調整するところです。

次は心臓に微笑みのエネルギーを流していきます。心臓をリラックスさせ、心臓が赤く輝いているところをイメージします。心臓は焦りや急ぐ気持ちを愛と喜びに変えてくれます。

今度は両方の肺に微笑みのエネルギーを流し、肺を白い光で満たしてください。こうして悲しみを、自分にとって正しいことを判断する能力に変え、肺が外気からエネルギーを取り込む能力を高めます。

次に身体の右側を下に下りて肝臓に微笑みのエネルギーを流します。肝臓を木々の葉っぱの緑の光で満たしてください。こうして何百ものきれいにする働きや、全身をまとめあげる働きを高め、怒りを自分と他人に対する親切な気持ちに変えていきます。

次に身体の左側を下に下りて、すい臓に微笑みのエネルギーを流します。ここは消化を助け、血糖値を正常に保つところです。

さらに左へ行って微笑みのエネルギーを脾臓に流します。ここは血液の細胞をつくって貯蔵します。厳格さ、頑固な考え方を、寛容さと受容へと変えられるところです。すい臓と脾臓を黄色い光で満たしてください。

次に微笑みのエネルギーを背中に回して腰の高さで腎臓に流します。腎臓は血液をろ過します。

その上の副腎は、アドレナリンというエネルギーを湧かせるところです。副腎をリラックスさせながら、腎臓を濃い青の光で満たし、恐れが優しさに変わるのを感じてください。

次に微笑みのエネルギーを膀胱と生殖器に流してください。卵巣と精巣は生活の周期のバランスをとっています。

最後にへその下9センチの奥にある丹田に微笑みのエネルギーがらせんを描いておさまるのを感じてください。

微笑みのエネルギーを身体中に流すとき、それぞれの臓器があなたに微笑み返していることを確かめてください。その感触が得られるまで、ゆっくり時間をかけてください。

もう一度微笑みのエネルギーを両目の間に戻してください。今度は微笑みのエネルギーを、鼻、口、そして消化器官であるのどから食道へと流してください。ものを飲み込む感じで、飲み込む唾液の中にも微笑みのエネルギーがいっぱいあると想像してください。胃から小腸、大腸とすべての消化器官へ流し終えたら微笑みのエネルギーを丹田へと戻します。

今度は微笑みのエネルギーを両目の間に戻し、両目を9回時計回りにまわします。反対回りにも9回まわします。

次に微笑みのエネルギーを脳の深い組織へと導きます。脳の組織は人間のホルモンの仕組みをコーディネイトしてくれます。

次に脊椎に微笑みのエネルギーを流し、身体の全ての場所の神経細胞に微笑みのエネルギーを流してください。

そうしながら、その微笑みの源は、「愛と癒しの無限の源」だと想像してください。その微笑みは自分の身体から流れ出て、自分のまわりの空気へ、そしてこの部屋いっぱいに広がっていくことをイメージしてください。その微笑みは無限のエネルギーとなって、この街中に広がっていくことをイメージしてください。そして、この国いっぱいに広がり、海を越えて大陸に渡り、全地球を微笑みのエネルギーで満たします。

微笑みが宇宙へと広がっていくのを感じながら、この部屋にいるあなたの身体に意識を戻しましょう。

あまったエネルギーはへその下の丹田にらせんを描くようにおさめてください。

丹田は一日のエネルギーをためておく場所です。

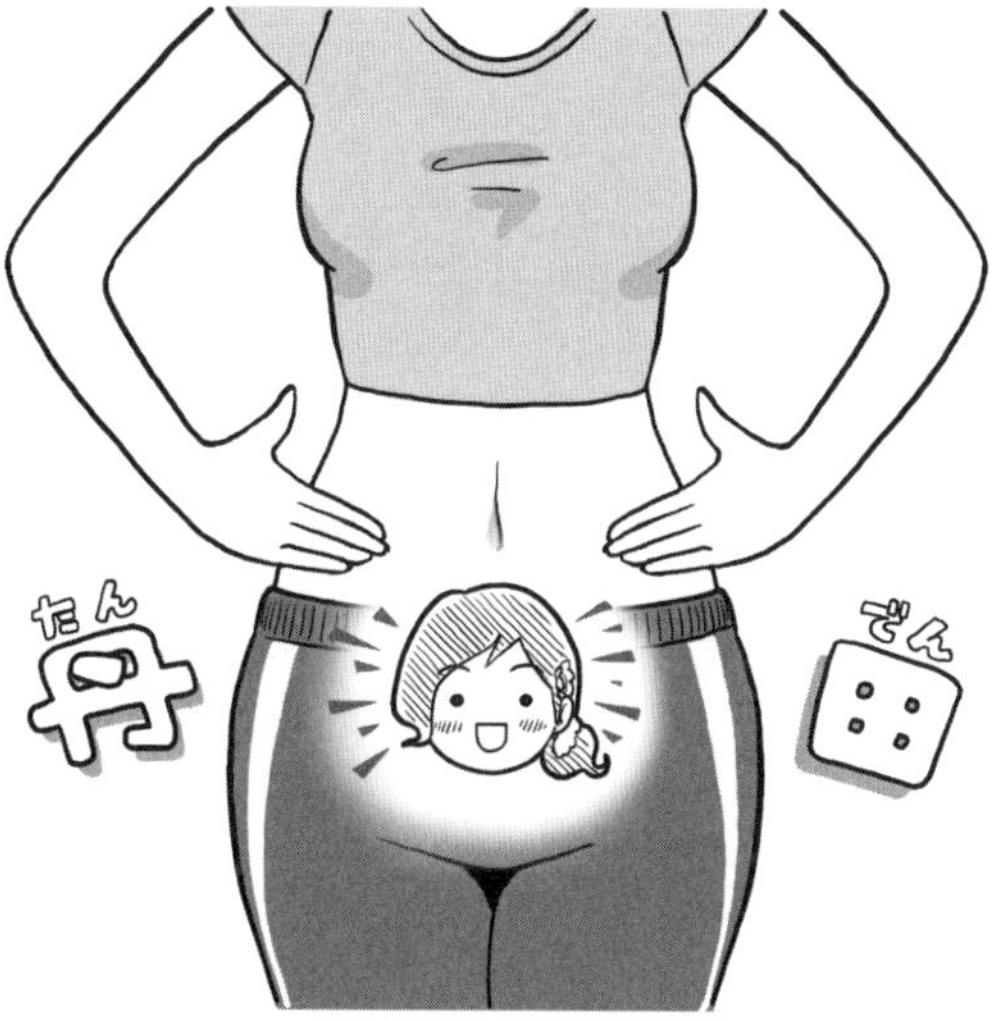

治癒を促す黙想

ガンのイメージ療法を開発したカール・サイモントン博士は、治療する際に治療がとてもうまくいってどんどん良くなっているところをイメージすると、副作用もなく治癒する確率が格段とあがることを発見しました。ガンに限らず、すべての病気やケガも同じだということがわかっていて、治療の一つとして取り入れられています。治療に対してどのようなイメージを持つのかということは、治癒するためにも重要なことなのです。

前述のリチャード・ボルスタッド氏は、海外では救急搬送される際にどのような言葉をかけられるのかによって命が助かるのかどうかさえも大きく左右されることがわかっていて、言葉のマニュアルがあることを教えてくれました。

そのマニュアルには、救急隊員は「今、あなたの怪我（病気）は、回復に向かっています。安心してください」と言葉をかけるようにと書かれています。救急隊員の言葉を患者は意識と同時に潜在意識も聞いていて、「回復に向かっている」と伝えられると、本当に怪我や病気は回復に向かうのだそうです。

ここでは、潜在意識を活用して治癒を促す黙想を紹介します。

目を軽く閉じて、深い呼吸を3回した後、楽な呼吸に戻します。そして、あなたが治癒したいところに意識を向けていきます。その部分が徐々に回復していくところをイメージしていきましょう。

もしも治療しているのなら、その治療が効いているところを想像するのです。擬人化してイメージするのもよい方法です。たとえば優しい看護師さんが、患部にやさしく軟膏を塗っているところをイメージすることはできますか。軟膏を塗られた部分がどんどん回復していくイメージをします。あなたの癒したい部分がどんどん回復し、元気になったことを喜んでいるところをイメージするのもいいことです。

どんなイメージでもいいので、充分に時間をかけてその回復しているところを想像しましょう。回復していくところを想像しながら喜びの中に浸りましょう。

この回復していくイメージが現実の癒しを促してくれるのです。

Part8　最高の未来を引き寄せる黙想

黙想は、最高の未来を引き寄せるためのツールとして活用することができます。世界には、夢を実現するためにイメージを活用した黙想が数多く存在します。それらの手法には共通点があります。望む未来が実現しているところを五感を使って詳細にイメージすること。夢が叶うことを確信すること。夢を実現させることに執着し過ぎないこと。叶ったこととして先に喜び感謝することなどです。

ここで、夢が実現するためのポイントを押さえた黙想を紹介します。

最高の未来を想い描く黙想

医学博士で統合医療/ウェルネス/ウェルビーイング分野の世界的な第一人者であるディーパック・チョプラ氏は、「わたしたちは、純粋な可能性の法則を通じて、いつでもどこでもどんなものでも創造することができる」といいます。私たちにはいつでもあらゆる可能性があるのです。黙想によって「最高の未来」を思い描いてみましょう。

どんな制限もする必要がないとしたら、どんな夢でも叶うとしたら、あなたのハートが喜ぶ未来はどのようなものでしょうか。

深い呼吸を3回繰り返した後、楽な呼吸に戻します。

心臓の辺りに手を当てて、「最高の未来はどんな未来か？」と自分自身に問いかけます。

そして自分の頭の中に、どのようなイマジネーションがやってくるのかを待ちます。

映像で見えるかもしれませんし、キーワードが浮かんでくるかもしれません。

どんなものが浮かんできても、それをただ観察していきます。

充分にイメージの世界を楽しんだら、ゆっくりと目を開けて現実に戻ります。

見えた映像やキーワードを、忘れないうちにメモしておきましょう。

あなたが、どこの誰でどのような境遇であったとしても、幸せになることができます。

あなたをしばりつけているのは、自分自身の考えなのです。その考えから自由になってもいいのです。この瞬間から、最高の未来に向かう選択をすることができます。

夢が実現する黙想

夢を実現する手法として有名なものに、「夢が実現した未来をイメージする」ものがありますが、ここではその中でも私自身が日々実践している「夢を実現した未来に行ってみる」黙想を紹介します。

どんな夢が実現した未来に行きたいのか。その夢が実現した未来は何年後の何月何日、時間は何時ごろで、場所はどこなのかを決めておきます。

準備が整ったら、目の前にタイムマシンがあるところを想像しましょう。どんなカタチのものでもかまいません。そのタイムマシンに自分自身が乗り込んでいるところを想像します。

タイムマシンはゆっくりと動き出して、あなたの夢が実現した未来に向かって進んでいきます。

しばらくすると、あなたの夢が実現した未来に到着しました。

そこには何が見えるのか、見回してみましょう。

誰か他の人が見えますか。

そこであなたは何をしているのでしょうか。

耳を澄ませて、そこに聴こえる音を聴いてみましょう。話し声なども聴こえてくるかもしれません。

夢が実現したあなたは、どんな気持ちでしょうか。

夢が実現した未来のあなたに、どうやってその夢が実現するのかを訊いてみましょう。

何と答えてくれるでしょうか。

夢を実現した未来のあなたからメッセージをもらいましょう。

大切なことを教えてもらったことに感謝を伝えてください。

いつでもそこに戻ってこられるように目印を決めておきましょう。

それでは、再びタイムマシンに乗り込んで、現実の世界に帰ってきます。

大切な情報をメモしておきましょう。

未来に感謝する

実現したいことが叶ったことにして先に喜びを感じて感謝する黙想は、さらにパワフルに夢の実現を後押ししてくれます。

私は、長年「感謝ノート」を実践してきました。毎日、10個の感謝を見つけてノートに記していくものです。あるとき、10個のうち2つから3つ未来に実現してほしいことを書いて感謝したらどうなるだろうかと思って実践してみました。「未来にこんなことが実現しました。ありがとうございました。ありがとうございました。ありがとうございました」と。すると、記したことが次々と実現していくことがわかりました。

この発見を講座の中で伝えると、実践されたある会社の会長さんから喜びの声が届きました。「加藤さんの教えてくれた感謝ノートを実践し始めたら、未来に感謝することを記すとどんどん夢が実現していきます。ありがとうございます」と言うのです。

これを黙想にして実践するとさらに効果がありますので、やり方を説明します。

感謝ノートに毎日10個の感謝を見つけて記していきます。

記し方のポイントは、「今日は、○○さんから連絡をいただいて仕事の依頼がきました。ありがとうございました。ありがとうございました。ありがとうございました」と「ありがとうございました」を3回ずつ付け足しながら記していくことです。3回ありがとうございましたと記すことで、感謝の念が強まります。

感謝ノートをつけてみたらわかりますが、それによって感謝することを見つけることが上手になり、感謝体質になっていきます。そうするとさらにいいことがどんどん起こり始めるのです。

10個のうちいくつかを、未来にこんなことが実現したらうれしいなと思うことを記します。私なら「新しい本の出版が決まりました。ありがとうございました。ありがとうございました。ありがとうございました」と記します。

そして、ここからが黙想です。静かに目を閉じて未来にこの夢が実現しているところをイメージしながら、感謝の気持ちを感じるのです。涙が出るくらい感謝の気持ちが湧いてきたら、この夢は遅かれ早かれ叶うでしょう。

予想を超える未来を引き寄せる黙想

前述のクリスティーナ・ホール博士の専門は言語です。クリスティーナ博士のワークの中には、暗示の効果をもたらす言語が散りばめられています。そのワークを実践すると、予想を超える未来に自然と誘われていくようになっているのです。

ここで紹介する黙想は、クリスティーナ博士が使っている手法を黙想にアレンジしたものです。

目を軽く閉じて、ゆっくりと深い呼吸を3回した後、楽な呼吸に戻します。

そして、あなたの望む未来が今スタートするのをイメージしてください。

イメージしていく中で、次の質問を自分自身に問いかけてみましょう。問いかけるだけでいいのです。答えを言語化する必要はありません。問いかければ、潜在意識が働き始めるからです。

「あなたの未来はどのように予想を上回っていくのでしょうか？」

「あなたは、どのような方法で予想を上回り、可能性と選択肢の領域を広げるように、勇気を持ってあなた自身にチャレンジしているのでしょうか？」

「未来に進んでいく中で、新しい選択肢はどのように開かれていくのでしょうか？」

「未来に進んでいく中で、開花し発展した能力にはどのようなものがありますか？」

「このような全てが、どのようにあなたの人生を豊かにし続けるのでしょうか？」

良いイメージを描きながら、潜在意識がこれらの問いを受け取ると、自分の予想を上回る未来が実現していくことになるでしょう。

Part9　究極の黙想

最後に、私が究極の黙想だと思うものを紹介します。

前述のデヴィッド・R・ホーキンズ博士は意識には周波数があり、どの意識の周波数にいるのかによって受ける影響が変わることを発見しました。意識の周波数が高い状態になると見え方も感じ方も変わり心の平穏が訪れるだけでなく、起きる出来事やチャンスの数が変わってきます。黙想によって世界を変えていくことさえできるかもしれないということが理解できるものです。究極の黙想で自分の周波数を整え、世界を愛のエネルギーで満たしていきましょう。

愛のエネルギーそのものになる

自分自身が「愛のエネルギーそのもの」だと想像してみましょう。自分が温かく優しい光そのものだと感じてみるのです。

自分が優しい光のエネルギーそのものだと思ってみると、どのような感じがしますか。

その愛のエネルギーは、始まりも終わりもなく無限に続く愛の源なのです。

あなたは優しく温かい無限の愛のエネルギーのまま「ただそこに存在する」だけでいいのです。あなたは、あなたのままですでに愛され、祝福されているのです。

あなたが愛のエネルギーそのものであったことを思い出すとき、心に平穏が訪れ、出来事に振り回されることなく真実が見え始めます。この境地にたどり着くことで、意識レベルが上がり、高い状態を維持していくことができます。


想像することはできるでしょうか。世界中の人たちが温かい優しさに包まれた愛のエネルギーになっている世界を。

世界が優しい愛のエネルギーで満たされ、喜びの笑顔があふれています。

私たちの誰もが、そんな世界を夢見ているのですから、そこを目指せばいいわけです。

そのために、愛のエネルギーそのものになる黙想が役に立つことでしょう。

愛のエネルギーを受け取る

前述のデヴィッド・R・ホーキンズ博士の著書『パワーか、フォースか　人間のレベルを測る科学』（三五館）によると、どのレベルの意識状態でいるかによって同じものを見ても見え方が変わるといいます。低い意識レベルでは、恥、罪悪感、無感動、深い悲しみ、恐怖などを感じます。

低い意識レベルにいるとき、人は物事が悲惨に見えて絶望的だと感じます。高い意識レベルは、上から「悟り」「平和」「喜び」「愛」などがあり、高い意識レベルにいるとき、私たちは存在するすべてが完全であり、すべては愛のある恩恵であると感じるのです。

意識レベルが自分に及ぼす影響を理解して、自分の意識レベルを上げていけば、苦しみは軽減し、喜びが増えていきます。

愛のエネルギーをイメージした黙想は、意識レベルを上げるために役立ちます。

あなたの頭上に愛と癒しのエネルギーが優しい光となって降り注いでいるところを想像

してください。「愛のエネルギー」をイメージすることが難しければ、美しく輝いている温かい光をイメージするだけでも大丈夫です。美しく輝く温かい愛と癒しの光は、あなたに向かってまっすぐに降りてきています。

あなたをまっすぐ照らす愛の光は、あなたの頭上から入ってきて、あなたの身体全体を癒していきます。光のエネルギーがあなたの身体を優しく包み込んで、細胞の一つ一つを祝福しながら癒していきます。ネガティブなエネルギーはすべて浄化して、あなたの身体は愛のエネルギーで満たされていると想像してみましょう。

すっかり愛のエネルギーで満たされたあなたの内側から愛のエネルギーがあふれて広がっていき、その愛のエネルギーは、あなたのいる部屋の空間全体へと広がっていきます。そしてあなたの住んでいる地域全体が愛のエネルギーで満たされているところを想像してください。さらにあなたのいる地域から広がって、この国全体に愛のエネルギーは広がっていきます。愛のエネルギーは海を渡り、地球全体が愛のエネルギーで満たされるところをイメージしましょう。少しの間、この地球全体を愛で満たすイメージを続けます。

ワンネス

「ワンネス」という言葉を聞いたことがあるでしょうか。

ワンネスとは、すべてのものは一つにつながっているという意味です。前述のディーパック・チョプラ博士によると、「私たちは、分子的および精神的なレベルでは、私たち全員が一つであり、宇宙の原始的な源とつながっている」といいます。私たちは一つの生命であるという概念を理解し始めると、個人的な「私」という考えが消えて、競争の概念はなくなります。すべての境界線がなくなるのですから。

境界線が存在するから、私たちの悩みが生じるのです。私たちは切り離された存在ではなく、大いなる存在とつながっており、しかも無限の愛で常に愛されている感覚を取り戻したとき、心の平和が訪れて悩みは消えるのです。争っている相手は自分の一部分なのです。つながっているのですから、親指が中指を攻撃しているようなものです。親指が中指を攻撃するのはおろかであることに気づくことができるでしょう。悩むのは、自己という切り離された感覚がもたらしています。親指は自分が他の指よりも短いことを悩むでしょうか。他の指より愛されていないと悩むでしょうか。それと同じようなものです。

この「すべてはつながっている」という感覚を黙想によって取り戻すことができます。「すべては私である」と思ってみるのです。すべてとは何かというと、太陽も月も地球も宇宙も、花や木や山や川などの自然も動物たちも、すべての人間たちも含めすべてということなので、これら一つ一つどれもが自分自身でもあるということになります。

自分と他のものという感覚を越えて、自分ではないものが自分であるという感覚を感じてみるのです。次の言葉を心の中で唱えてみましょう。

「私は太陽です。太陽は私です。私は空です。空は私です。私は宇宙です。宇宙は私です。私は花です。花は私です。私は鳥です。鳥は私です。私は海です。海は私です。私は山です。山は私です。私はあなたです。あなたは私です。私は地球です。地球は私です。すべては一つです。すべてはつながっています」と言ってみるのです。

毎日これを繰り返していくだけで、ワンネスの境地を体感することができます。

4章

現実を超高速で好転させる黙想の習慣

潜在意識を活用する

黙想を実践されてみていかがでしたか？

心の変化を体感することはできたでしょうか。

黙想はやればやるほど、その深さを体験できるようになっていきます。それはちょうど、自分の中に金脈があり、その金脈を発見して活かすことができるようになることに例えることができます。輝くほど素晴らしい宝は、あなたの中にすでにあるのです。黙想とは、あなたの中に眠っている素晴らしい叡智を活用する方法といってもいいでしょう。その宝であり叡智こそが潜在意識なのです。

潜在意識のことをご存じの方も多いと思います。人間には2つの意識があるといわれています。一つは『顕在意識』といい、もう一つは『潜在意識（無意識）』です。

顕在意識とは、私たちが普段、気が付いている意識のことで、論理的な思考・理性・知性・意思・決断力などです。決意したり判断したりするのもこの領域であり、望ましいこと望ましくないことを識別する能力を持っている意識です。

それに対し潜在意識（無意識）とは、私たちが普段気付いていない意識のことで、感情・感覚・直感・記憶・想像力を含みます。いわば大きな貯蔵庫です。潜在意識は創造的な洞察力や直感力の無限な宝庫でもあります。

この無限の知性である潜在意識を活用する方法が黙想なのです。黙想を続けると、無限の宝庫の中から自分に必要な情報を受け取ることができます。

潜在意識を活用するためには

① 潜在意識の中には無限の解決策があることを知る

② 潜在意識からのメッセージを受け取るための条件を整える

③ 受け取るアンテナを磨く

この3つが重要です。

潜在意識についての情報は世の中には溢れています。最初に潜在意識の活用法を世の中に広めたのはジョセフ・マーフィー氏ではないでしょうか。私は20代前半で彼の本を勧められて読みましたが、潜在意識の活用法はとても役に立ちました。マーフィーは主に願望実現に潜在意識を活用しています。

黙想することで潜在意識とつながり、潜在意識からのメッセージを受け取ることができます。それは今の自分にとって本当に必要なことを受け取ることができるということです。自分では気が付いていないけれど、本当に必要なメッセージを受け取ると感動します。さらに確信が得られます。そのためには、自分の頭であれやこれやと考えることを止めて、黙想することが必要不可欠なのです。

潜在意識からのメッセージを受け取るには、ちょっとしたコツがあります。自分の中に起きている微かなシグナルを感じていくことです。これも黙想をしながら練習していくことで高めることができます。

ひらめいたことを書き出す

潜在意識からのメッセージを受け取ったら忘れないうちに、ひらめいたことをメモする習慣を持ちましょう。

私の場合は、黙想をしている最中だけでなく、時間差で後からメッセージがやってくることが多くあります。特に電車に乗っているとき、お風呂に入っているとき、眠っているときや目覚めた瞬間にメッセージを受け取る確率が高いので、いつでもメモできるようにしています。運転しているときに受け取ったときは、忘れないうちに近くの安全な場所に止めてからメモしています。忘れないうちにメモするのがポイントです。

メッセージはキーワードや文章でやってくるので、そのままの言葉をメモして、そのキーワードや文章からインスパイアされて、想いがめぐらされアイデアがどんどん具体的になっていきます。

歴史上に名を残す偉業を成し遂げた科学者や数学者なども、自分の研究に行き詰っているとき、発見のためのアイデアが眠っているときに突然やってきたという人たちもいますが、これも潜在意識が示してくれたものなのです。

たとえば、最も優れた天才数学者と称されるラマヌジャンの数式のほぼ全てが、神殿での瞑想後、自室のベッドの上で導き出されたそうです。夢の中で今まで人類の誰もが発見できなかった、膨大な数の数式を授かることもあれば、夢の中で「大きな赤色の壁」が出現して、女神が次から次に数式を書いていったと、ラマヌジャン本人が何度も話していたというエピソードが残されています。

ラマヌジャンは、夢の中で授かった公式を暗記して、目覚めとともに記憶の数式をノートに書き写してから、証明に取り組んだと語っています。

私も小学生の時に宿題でわからなかった問題があるときは「夢の中で答えがでますように」と祈ってから眠ると、本当にその問題の答えの導き出し方がわかる夢を見て、翌朝宿題を終わらせていました。

自分がどのように潜在意識からのメッセージを受け取ることができるのかを知り、メモする習慣を持つことで、そのタイミングを知ることができるようになります。

ビビッときたらサクッと行動

私の人生を大幅に向上させてくれた言葉に、「ビビッときたらサクッと行動」というものがあります。この言葉は習慣の専門家でありベストセラー作家の佐藤伝氏の言葉です。この言葉の意味は、「ビビッとひらめいたら、サクッと行動に移してみると、運命がどんどん拓けていく」ということです。

ビビッときているのは潜在意識からのメッセージなのです。

以前の私はビビッときていても、それを頭であれこれ考えてしまって行動に移すまで至っていませんでした。「できるかできないか」「結果に伴うリスクは何か」「自分にとって損なのか得なのか」と考えてしまうと行動することができなかったのです。この言葉を教えてもらってからは、「ビビサク」というフレーズに背中を押してもらい、ひらめいたことはどんどん行動するようになりました。すると、まるで波に乗っているのかと思うほど、どんどんいい方向に進んでいきました。しかもどんどん加速してことが進んでいきます。もちろんすべてがうまくいくわけではありませんが、うまくいく確率が格段と上がります。

今思うと、頭であれこれ考えたからうまくいくということでもないように思います。波が来たら乗るのと同じで、ビビッときたということは乗るべき波が来ているシグナルのようなものなので、波に乗ってどんどん行動に移していくのがいいようです。シリアスに考えると行動が止まってしまうのです。「これをすると自分にとってハッピーな未来につながっていきそうな予感がすること」がひらめいたら、どんどん行動していきましょう。

結果に執着しないほどうまくいく!

頭の中で「こうしたい」「こういう結果にしていきたい」と思う気持ちがあると思いますが、結果に執着しないほうがうまくいきます。恋愛と同じです。必ず意中の人に愛されなければいけないと思うと、相手の一挙手一投足に一喜一憂してしまい、その結果うまくいかないのと同じです。もちろん願望はあってもいいのですが、結果に執着し過ぎない態度であったほうが、黙想もうまくいきます。

執着ではなく「信用」すればいいのです。具体的な結果にこだわらずに、「きっと幸せな未来につながっていくに違いない」と信用するのです。

私たちの人生は「運」と「縁」によって大きく変わります。どういうときに素晴らしいご縁や運に恵まれるのかご存じでしょうか。

それはあなたがどのような「気分」でいるかどうかに大きく影響を受けます。うまくいかないときは、イイ気分でないときです。誰かに対してイライラしたり、出来事に対してひどく落ち込んでいたりしながら、イイ気分でいることはできません。黙想はイイ気分になるツールです。黙想を習慣にすることで気分がいい時間が長くなっていきます。そうすると「運」と「縁」に恵まれていきます。

黙想の結果がすぐに出ることに一喜一憂せずに、もっと長いスパンで人生全般が黙想によって徐々に素晴らしい未来に進んでいくことを信頼しながら、お気に入りの黙想を続けてみてください。黙想の習慣を続ければ続けるほど、あなたの人生を深く充実させ満足のいくものにしてくれるでしょう。

黙想によって得られたあなたの内なる平和は、あなたの周りの人たちの心にも穏やかさと平和をもたらしていきます。「1匹の蝶の羽ばたきは竜巻を引き起こす」というバタフライ効果のように、儚げで弱そうなものに見えても大きなものを生み出すことができます。

蝶の羽ばたきのように黙想は小さな試みかもしれませんが、あなたの内なる平和は、周りの人々の心を穏やかにするだけではなく、世界を平和で幸せな場所にすることさえ可能にするのです。

おわりに

最後までお読みいただきましてありがとうございます。

珠玉の黙想の意味や効果はあなたにも届いたでしょうか？

ほんのわずかな時間でも、黙想することによって至福の感覚を味わいながら意識を変えることができたのではないでしょうか。

あなたが少しでも黙想の効果を感じたり、希望を見いだしたりすることができたとしたら、こんなにうれしいことはありません。

２００８年に社会学者クリスタキスと政治学者のファウラーが発表した論文によれば「幸せは伝染する」のだそうです。幸せは友だちのそのまた友だちにまで伝わり、幸せな人のまわりには自然と幸せな人が集まっていくのです。

自分の愛する人を幸せにするには、まず自分が幸せな気分でいることが大事なのです。

そう考えれば、黙想はあなたとあなたの愛する人たちの幸せに寄与できるのではないでしょうか。この本で紹介する黙想がそのための一助となれば幸いです。ぜひ、黙想という素晴らしい道具をあなたとあなたの大切な人の心の平安のためにお使いください。

どんなときも安らぎがあなたに届くことを祈っています。

執筆にあたり、多くの皆様に感謝しています。

私に心理学のすばらしさを教えてくださった社会産業教育研究所の岡野嘉宏先生に、心から感謝しています。

筑波大学で落ちこぼれていた私を何度でも励まし続けてくださいました指導教官の板垣了平先生に心から感謝しています。

千葉大学大学院で指導してくださり、本を出版する勇気をくださいました上杉賢士先生に心から感謝しています。

心理学の素晴らしさを教えてくださった鈴木信市先生、世界の心理学の素晴らしさを教えてくださったクリスティーナ・ホール先生、ロバート・ディルツ先生、リチャード・

ボルスタッド先生、アーノルド・ミンデル先生、ロクサーナ・エリクソン先生、アサラ・ラブジョイ先生、チャンパック先生に、心から感謝しています。

黙想によって心を整えることの大切さを教えてくださいました人とホスピタリティ研究所の高野登さんに心から感謝しています。

朝の9マス日記によって心の整え方を教えてくださった習慣の専門家の佐藤伝さんに心から感謝しています。

いつも相談にのって的確なアドバイスをくださった時事通信出版局の永田一周さんに心から感謝しています。

この本を出すきっかけをくださいましたリーブルテックの種田心吾さんに心から感謝しています。

いつもそばにいて支えてくれる子どもたちと家族に感謝しています。

最後まで本書を読んでくださったあなたに、心から感謝しています。

2021年6月　安曇野にて

加藤史子

【著者紹介】
加藤史子（かとう・ふみこ）
メンタルトレーナー。米国NLP協会認定トレーナー。中学校、高校と新体操選手（全国大会、インターハイ出場）、大学では、リズム体操（世界体操祭出場）選手として活躍。筑波大学卒業、千葉大学大学院学校教育臨床課程修了。心が傷つきやすく、生きていくことに息苦しさを感じて世界の心理学を学ぶ。現在、企業研修講師を務める一方、プロスポーツ選手、企業管理職、教員、子ども、親向けなど、さまざまな場面でのストレスへの具体的なアプローチの方法を講演やワークショップで伝えている。またスポーツ選手のメンタルトレーニング、受験生のメンタルトレーニング、不登校の子どもや親の支援活動、いじめや問題行動をなくすための取り組みも行っている。講演は毎年100回を数える。著書に『Change The Label～人生を変える「自信」のつくり方～』（サンクチュアリ出版、2020年）『あがっても大丈夫！ 3秒であがり症を克服する技術』（ごきげんビジネス出版、2018年）など多数。
加藤史子公式HP　https://www.kokoro-genki.net

企画協力　種田心吾（リーブルテック）
装幀・本文デザイン
　ディレクション・八尋万里子＋デザイナー・森脇葵（リーブルテック）
イラスト　西原宏史
DTP　リーブルテック
編集　永田一周

心《こころ》を鍛《きた》える最強《さいきょう》のツール
黙想《もくそう》のすすめ

2021年10月1日　初版発行

著　者：加藤史子
発行者：花野井道郎
発行所：株式会社時事通信出版局
発　売：株式会社時事通信社
〒104-8178　東京都中央区銀座5-15-8
電話03(5565)2155　https://bookpub.jiji.com/

印刷／製本　株式会社リーブルテック

ISBN978-4-7887-1758-9　C0030　Printed in Japan